"Prostatite, Guarigione o Pazzia?"

Tutti i retroscena sul Tallone d'Achille

che comanda il benessere psico-fisico dei maschi

La prostatite, la causa di quasi tutti i dolori e malesseri inspiegabili di alcuni uomini

" Così non puoi andare avanti, la cura con antibiotici e antinfiammatori l'hai completata ma ancora accusi i sintomi...ti prescriverò degli ansiolitici!"

Così suggeriscono spesso gli specialisti di medicina allopatica alla ennesima visita ove il paziente lamenta disturbi al basso ventre e al perineo, dolori alle gambe e ai glutei, giramenti di testa, minzione difficoltosa o a getto intermittente.

Un grosso saluto e Complimenti intanto

Benvenuto in un mondo nuovo!
Se hai preso la decisione di leggere questo libro hai scelto finalmente la strada del cambiamento, della consapevolezza. Ritieniti pure fortunato.
Se è stata la curiosità a spingerti, la voglia di aumentare il tuo livello di conoscenza puoi pure considerarti un eletto, un "puro".
Di seguito verranno sviscerati molti concetti che la maggior parte dei medici non spiegano o peggio non sanno o non vogliono dire.
Oppure sei arrivato qui perchè ti starai chiedendo quale sia la causa di alcuni tuoi disturbi all'apparato urinario e non, che ti porti dietro da parecchi mesi o magari anni e che non passano con le classiche cure mediche.
Sarai probabilmente preda di malesseri e dolori fisici, eiaculazione precoce, dolori alla schiena o alle gambe o ai testicoli e glutei, prurito anale, stanchezza cronica, incapacità di prendere decisioni, giramenti di testa, disturbi e paure varie, magari infertilità e continue perdite di sonno la notte.
Tutti disturbi alla lunga piu' o meno debilitanti, spesso legati alla prostatite, e che comportano un grosso dispendio di energie tali da rovinare gran parte delle tue giornate e assillarti di preoccupazioni.

"Questa non è vita!"

Occorrerà prendere a calci nei denti la malattia e

cambiare strategia se vorrai tornare a vivere bene.
Adesso!!
Avrai sentito parlare di come il cancro alla Prostata sia
una delle maggiori cause di mortalità nell'uomo. Avrai
eseguito o sentito parlare di ispezioni rettali e i disagi
che queste comportano, dosaggi del PSA, ecografie
esterne o transrettali e analisi varie e forse magari
avrai eseguito anche la colonoscopia con risultati
negativi ed i medici ti avranno liquidato dicendoti:
*"Lei ha un'infezione/infiammazione cronica e se la
deve tenere fino alla morte."*
Poco rassicurante, vero?
Non temere, non è così! Il rimedio per alleviare o far
sparire del tutto i malesseri che ti accompagnano e
non arrivare mai al peggio esiste.

*"...Finchè ce l'avete curatela massimamente,
l'alternativa sarebbero dei cerotti per permettere una
NON soddisfacente vita sessuale..."*

Così disse un Andrologo ricercatore ad un convegno-
incontro sulla prevenzione.
Avrai sicuramente studiato come è fatta questa
ghiandola, la prostata, in quale punto esatto si trovi e
avrai acquisito molte altre informazioni su di essa
senza essere però guarito da una prostatite o
presunta tale o vorresti evitare il peggio arrivato ad
una certa età?
Bene, sei arrivato nel posto giusto.
Forse non ti sarai rassegnato a convivere con continue
perdite di sonno dovuti a due o tre viaggi per il bagno
di notte o a rapporti sessuali non soddisfacenti?
Ciò è sicuramente un bene per te; la curiosità e la
voglia di saperne di più sono sintomo di intelligenza e
sensibilità.

D'ora in avanti ti verrà aperta una porta su una dimensione che ti procurerà soltanto benessere e rassicurazione dove l'orrore della malattia non potrà mai più raggiungerti.

In questo libro illustreremo in maniera chiara e lineare concetti fondamentali per la guarigione, spiegheremo non solo come non continuare ad infiammare questa importante ghiandola che è la prostata ma anche il perchè essa dia disturbi di salute che potranno anche diventare importanti arrivati ad una certa età. Sì, perchè come saprai l'ingrossamento naturale della prostata avanza con il trascorrere dell'età ma ciò non vorrà dire che non potrai arrivare a 70-80 anni o anche più con una prostata in forma e senza ricorrere ai farmaci di sintesi per raggiungere un'erezione o per impedire il continuo ingrossamento della stessa.
Le notti insonni poi sono deleterie, **i naturali bioritmi di un uomo con la prostatite saranno gravemente alterati.**
Il non dormire almeno quelle 6-7 ore in <u>modo</u> continuativo sarà dannoso per mente e corpo. Alla lunga ciò potrà minare seriamente anche il benessere psichico della persona cambiando radicalmente i suoi modi di agire, di pensare e addirittura, anche di vivere. Rifletti su questo!

Da qui il titolo del libro:

"Prostatite, guarigione o pazzia?"

Ti deciderai ad abbandonare quel precario equilibrio di falso star bene in cui forse ti trovi adesso e cambiare

finalmente strategia e perchè no, vita?
O continuerai la lenta discesa verso la zona grigia della rassegnazione alla malattia?
Parleremo di seguito anche di alimenti e di veleni che il "malato" mette in tavola ogni giorno o assume continuando a danneggiare la prostata.
Ti spiegheremo anche che c'è un nesso tra prostatite e depressione. Che <u>molti uomini arrivano addirittura a lincenziarsi dal posto di lavoro, a lasciare incarichi prestigiosi</u> o pensano seriamente di farlo perchè affetti da Prostatite o da inspiegabili malesseri che tolgono la tranquillità e la voglia di fare portando così l'individuo ad isolarsi da amici, familiari e società.
L'isolamento, la voglia di stare sempre più spesso da soli, di non uscire, l'evitare luoghi comuni, alcuni incontri, non è sempre buon segno!
Spiegheremo anche come ci sia un collegamento tra salute della Prostata e denti. Ebbene sì, ti starai chiedendo cosa c'entrino i tuoi denti con la prostata e/o con la prostatite visto che si trovano quasi all'opposto l'una con gli altri. Continua la lettura che il nesso c'è eccome!
I cambi di stagione poi, come ti sarai accorto, il clima instabile e le sempre maggiori escursioni termiche tra il giorno e la sera acuiscono ulteriormente i disturbi.
Ed è proprio in questi periodi che con semplici accorgimenti andremo ad evitare le ricadute di infiammazioni/infezioni alla ghiandola e quindi la prostatite.

Forza allora che è arrivato il momento di cambiare strategia e risollevare la testa!

Prendi per favore adesso tutto il tempo che ti serve,

qui non avremo premura, qui non ci sarà: "il sono in ritardo, il mutuo, i problemi in famiglia, le bollette, la palestra, i problemi al lavoro, le uscite con persone che non digerisci", niente di tutto questo. Qui saremo nel luogo che più ti farà sentire bene e al sicuro. Ritaglia uno spazio in assoluto relax per cercare di comprendere il piu' possibile l'essenza di questo libro e farti invadere dalle vibrazioni positive dello stesso per assicurarti così un <u>futuro degno del tuo passato</u>, di quando eri perfettamente in salute e scevro da ogni disturbo.

Sarà possibile guarire dalla Prostatite e dai disturbi connessi e <u>fortificare questa ghiandola evitando il peggio</u>, e sai a cosa mi riferisco, stanne certo!

E sarà molto facile ottenere ottimi risultati, ma andrà messa buona volontà, fare qualche piccolo sacrificio e avere pazienza. Dopodiché scoprirai che che questo "passaggio" ti sarà stato utile per elevare il tuo livello di **conoscenza, di consapevolezza rendendoti assolutamente più forte.**

<u>Sempre se sarà arrivato il tuo momento e sarai pronto!</u>

Nella vita niente avviene per caso, nessun incontro è fortuito. Le persone e gli avvenimenti che compaiono durante il nostro cammino nascondono sempre importanti motivi, significati e spiegazioni. A volte conoscere una persona, passare per una strada, leggere un libro potrà contribuire ad una svolta e lasciare un segno profondo e importante.

Il percorso di guarigione potrà essere anche piuttosto lungo, dipende dai danni che le abitudini errate, le emozioni negative, i farmaci, l'alimentazione non sana

e gli stili di vita scorretti avranno creato in te ma certamente non sarà impossibile non guarire.
Ci potranno essere durante il percorso grossi peggioramenti o comparsa di nuovi sintomi ma come spieghieremo piu' avanti la medicina naturale chiama questi disturbi **"Crisi di guargione"**.

Questo, comunque, oltre che un libro dovrebbe essere interpretato, e lo diciamo senza presunzione alcuna, come una sorta di **Vademecum per il Benessere e la Vita** e dovrà avere lo scopo ulteriore oltre a quello della lettura e divulgazione di sana alimentazione e corretti stili di vita, di migliorare in toto la qualità dell'esitenza dell'uomo che lo leggerà, ma anche della donna "arguta" che gli starà accanto.
Il tutto avverrà affrontando solo qualche sacrificio e apportando piccole modifiche nelle abitudini e comportamenti che ricompenseranno ampiamente in termini di <u>salute e benessere generale</u>.

"Se vorrai stare bene dovrai effettuare dei cambiamenti!
Se hai contratto la prostatite, significa che c'è qualcosa di sbagliato nel tuo stile di vita, nella tua mente o nei tuoi comportamenti alimentari o sessuali."

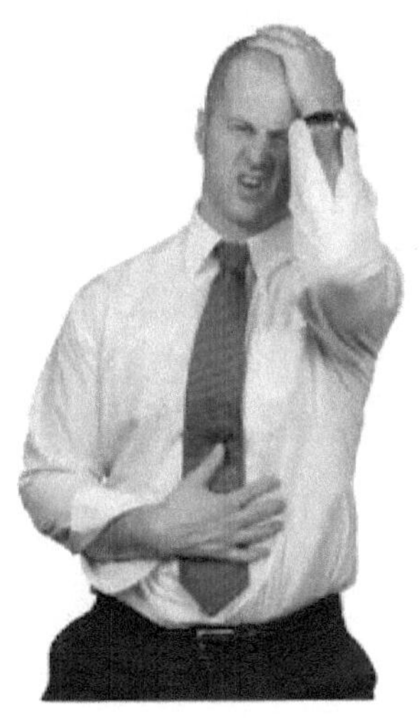

Adesso, prima di addentrarci nel cammino vogliamo dirti che:
Ciò che scriviamo e leggerai a seguire è frutto di ricerche, esperienze dirette, studi approfonditi in seguito alla malattia, seguito di colloqui con altre persone affette da questo disturbo, indagini presso medici specialisti, nutrizionisti, naturalisti e studi continui su libri e pubblicazioni scientifiche che trattano l'argomento. Abbiamo consultato e confrontatoci con esperti di omotossicologia e medicina allopatica e naturale. Diciamo che si è studiato e sperimentato quasi tutto lo scibile al momento in materia di Prostata e disturbi connessi. Dopo aver speso migliaia di euro nel consulto di specialisti di medicina allopatica e nell'acquisto di farmaci di sintesi che non hanno fatto altro che peggiorare la situazione allungando il processo di guarigione abbiamo deciso di mettere a disposizione quanto imparato a nostre spese per aiutare chi soffre

di questo disturbo che è *La Prostatite,* disturbo che di solito debilita corpo e mente dell'individuo che ne soffre minando gravemente i rapporti con i familiari che gli staranno intorno e con il tessuto sociale ove egli sarà inserito.

Così mettendo insieme tutti rimedi consigliati da piu' specialisti, ovviamente **<u>solo i rimedi funzionanti</u>**, si è potuto arrivare alla stesura di questo libro.

Sei dunque pronto adesso alla percezione delle molteplici vibrazioni positive che Ti aspetteranno?
Scoprirai d'ora in avanti tanti retroscena, concetti e comportamenti che sicuramente sconosci o peggio sottovaluti.

Attenzione però!
Quanto starai per leggere potrebbe far crollare determinati miti o convinzioni che col tempo si saranno radicati nella tua mente, ma il rischio sarà assolutamente da correre se il cambiamento gioverà a migliorare la tua salute e la qualità di vita tua e di chi ti starà intorno. Dovrai assicurarti una lunga e dignitosa esistenza terrena per goderti appieno ciò che hai conquistato, realizzare altri tuoi progetti, e/o continuare a dare e ricevere l'amore dai tuoi figli, genitori, o coniugi. Avrai fatto tanti sacrifici nella tua vita, dunque non potrai farti abbattere da una malattia **così subdola** come la Prostatite!

Adesso perciò, abbandonando ogni pensiero negativo comincia anche soltanto a immaginare che il tuo corpo e soprattutto la tua Prostata <u>guariscano</u> avviando il processo di rigenerazione e disinfiammazione proprio dall'interno e non dall'esterno con l'assunzione di Farmaci chimici. Ricorda che anche la mente gioca un ruolo importante, anzi sappi, _preponderante_ in una malattia e soprattutto nella Prostatite, perciò sii ottimista, sempre!!

Non andare in cerca di comprensione, perché il bisogno di autocommiserarsi provocherà ancora più infelicità. Vinci l'impulso di esagerare le difficoltà, perché non faresti altro che peggiorare la situazione. Alcuni sostengono che parlare di una sofferenza guarisca: non crederci. Se viene piantato il seme di un problema, diventerà un albero. Se parli di malattia o di scarsità di denaro, oppure di amicizia e di libertà, quello che dici è proprio ciò che otterrai! Sradica perciò tutti questi discorsi. I discorsi negativi sono come trappole per orsi che scattano a qualunque ignara preda si avvicini. Il dolore che proveresti sarebbe insopportabile, perciò tieniti lontano. Parla invece di ricchezza e di cose buone e tutto ciò sarà tuo!

Con questa lettura e gli accorgimenti che adotteremo andremo a fortificare pertanto proprio questa ghiandola, la prostata che dovrà aiutarci nei rapporti sessuali, che dovrà dare nutrimento ai nostri spermatozoi e dovrà permettere alle nostre urine di fluire liberamente e non a getto intermittente e/o difficoltoso come durante una infiammazione o peggio un tumore.

Faremo in modo che la prostata diventi più forte, dovrà alzare una barriera contro tossine, batteri, virus e agenti patogeni che causano malattie ben piu' gravi e che allo stesso tempo sappia metabolizzare bene e liberarsi poi dei radicali liberi prodotti dall'infiammazione causata da errati stili di vita, e

dalle emozioni negative.
Perchè anche e soprattutto <u>le emozioni negative, i conflitti interiori irrisolti, i dispiaceri o le repressioni nel carattere causano le malattie e soprattutto la Prostatite se scarichi su essa ansie o paure, lo sapevi?</u>
Non sottovalutare la mente e la psiche ed impara a rilassarti più spesso adottando comportamenti positivi e circondandoti di persone altrettanto positive. Anche questo gioca un ruolo fondamentale per la guarigione. Impara ad essere ottimista, sempre! E staccare la spina ritagliando i tuoi tempi. Comincia a riflettere e meditare spesso e pensare se c'è qualcosa che ti turba, ti spaventa o crea incertezze nella tua vita e fatto ciò studia e <u>lavora il più possibile per risolvere ogni conflitto interiore ti affligga</u>. Non rassegnarti alla routine delle preoccuazioni, ciò è letale!
Noi con questa guida certamente ti aiuteremo stanne certo. Acquisirai da adesso maggiore tranquillità, diventerai più calmo e riflessivo. Vedrai il mondo con un'occhio diverso, perchè sarà il tuo corpo a permetterti ciò.

<u>*"Tutto è superabile ma solo se lo si guarda con il giusto ottimismo!"*</u>

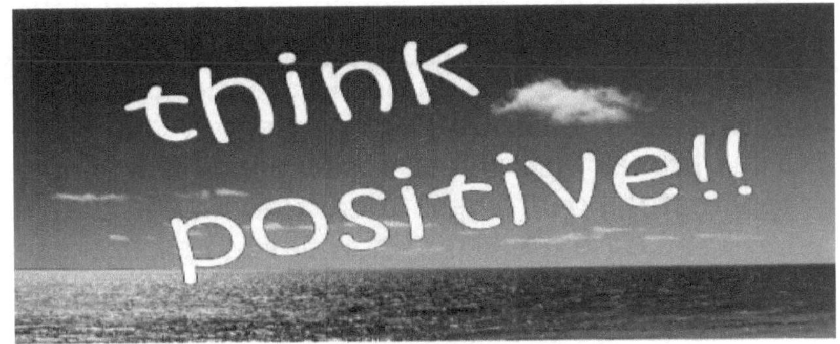

Continua fiducioso, ti aspettano una miniera di informazioni utili.

<u>Buona Lettura</u>

Cominciamo con tre frasi fulcro da analizzare per guarire dai malesseri che accompagnano gli esseri umani di cui la prima è **FONDAMENTALE**:

-1 PRIMA DI CERCARE LA TUA GUARIGIONE CHIEDITI SE SARAI DISPOSTO A RINUNCIARE A CIO' CHE TI HA FATTO AMMALARE. (IPPOCRATE 460 A.C- 370 A.C)

-2 DEVI RISPETTARE LA NATURA E TORNARE AD UNO STATO PIU' VICINO AD ESSA PER GUARIRE.

-3 LOTTA PER CIO' IN CUI CREDI, ACCETTA QUELLO CHE NON PUOI CAMBIARE ED ALLONTANA CIO' CHE TI FA STAR MALE.

Ebbene si, è cosi che si comincia. Niente di difficile, farsi una importantissima domanda, e fidati che ne avrai di interrogativi da porti durante la lettura di questo libro, e curare Corpo e Mente!
Nella prima frase abbiamo citato inoltre il sommo Ippocrate, il padre della medicina. Egli diceva: "Le cose sacre (la medicina) non devono essere insegnate che alle <u>persone pure (se sei arrivato ad acquistare questo libro considerati tale)</u>; sarebbe un sacrilegio comunicarle ai profani prima di averli iniziati ai misteri della scienza."
Egli credeva inoltre che solo la considerazione dello stile di vita del malato permetteva di comprendere e sconfiggere la malattia da cui era affetto. Se tale prospettiva è tutt'oggi, diciamo, tipica della pratica medica, la ricchezza e la moltitudine degli elementi che Ippocrate chiamava in causa (dietetici, atmosferici, psicologici, perfino sociali) suggerisce un'ampiezza di vedute che raramente sarà praticata in seguito dalla medicina allopatica.

Perchè molti medici oggi non indagano sullo stile di vita del malato? Sulla sua alimentazione? Sul lavoro che svolge?

Analizzeremo invece in questa sede ogni aspetto e stile di vita della persona per andare a scovare gran parte delle cause della malattia.

"E' più importante sapere che tipo di persona ha quella malattia piuttosto che sapere quale malattia abbia quella persona". (cit.)

Sembra un gioco di parole ma ci sarà da riflettere

parecchio su tale affermazione.

Alla fine della lettura eleverai così il tuo stato a quello di un "puro", come diceva Ippocrate, il padre della medicina, perchè analizzerai e prenderai coscienza dei tanti altri aspetti della malattia e retroscena, che forse fino ad oggi hai sottovalutato o peggio sconosci.

Imparerai da adesso a rapportarti con occhio diverso ai medici allopatici e a decidere tu quale sia la vera strada per la guarigione e soprattutto se i farmaci ti servono davvero o non più qualora magari non abbiano sortito l'effetto sperato.

Ribadiamo che a seguire non ti indicheremo dei farmaci per curare i sintomi perchè non siamo medici e dal punto di vista alimentare non verrà consigliato un regime drastico e snervante come fanno i dietologi ma solo degli alimenti adesso da preferire per poi permettersi di mangiare piu' spesso ciò che piace ma che <u>per ora fa stare male.</u> Non ci dovremo infatti privare e non ci priveremo di ogni piacere alimentare ma solo del cibo innaturale e oltremodo dannoso. Occorrerà infatti dare soddisfazione anche al palato altrimenti le troppe e continue privazioni potranno anche danneggiare la psiche e l'umore generale della persona.

La Prostatite è, purtroppo, come detto all'inizio la causa di molti altri disturbi piu' o meno debilitanti che potranno alla lunga minare gravemente lo stato di attività e salute fisica e mentale della persona che ne soffre, perciò prima che sia troppo tardi impariamo a prenderci cura di tale organo.

Depressione, disturbi ormonali, prostatici e/o testicolari, candidosi, disturbi sessuali, tumori, dolori muscolari e articolari fin sotto alla pianta

**dei piedi possono essere la spiacevole
conseguenza o possono accompagnare questo
disturbo.**

Certamente molte altre malattie potrebbero essere
inquadrate con i sintomi sopracitati, ma, se dopo le
classiche visite ed analisi di routine il tuo medico avrà
classificato tali disturbi come riconducibili ad una
prostatite e ti avrà prescritto una cura potrai
tranquillamente affiancare ad essa quanto in questa
sede esposto per accellerare il processo di guarigione,
evitando così anche le classiche ricadute. Alcuni
uomini come detto sopra arrivano a prolungare lunghi
periodi di malattia o licenziarsi dal posto di lavoro o
lasciare incarichi prestigiosi perchè affetti da Prostatite
o da una depressione inspiegabile causata magari da
tale malattia.

Molti studiosi di omotossicologia e medicina in
generale ritengono a ragione inoltre che un <u>Colon
irritato cronicamente</u> e soggetto quindi ad un grave
fenomeno chiamato **Permeabilità Intestinale**
favorisca la conseguente infiammazione della Prostata
per la vicinananza tra la ghiandola e la parte finale del
colon. In caso di permeabilità intestinale infatti le
pareti del colon si assottiglieranno, perderanno
consistenza e capacità di cernita e sminuzzamento dei
vari alimenti e nutrienti a causa di veri e propri
microfori creatisi negli anni e che permettono così il
passaggio di tossine, microbi dannosi, e parti di cibo
mal digerito. Altrimenti detta Sindrome dell'intestino
gocciolante, in inglese "Leaky Gut Syndrome" tale
dannosa permeabilità intestinale, come detto sopra,
per la vicinanza alla ghiandola ne causa la
conseguente infiammazione e/o infezione della stessa.

(Sotto potrai vedere un' immagine che ti mostrerà chiaramente la posizione attigua dei due organi).
I prodotti e comportamenti, assolutamente naturali che verranno consigliati in questo libro vengono solitamente prescritti solo da specialisti preparati ed aggiornati in materia e solo dopo aver speso centinaia di euro per visite mediche e analisi varie a discapito inoltre del nostro sedere. (Chissà a quante ispezioni rettali ti sarai sottoposto, vero?)

Mettendo insieme i consigli di piu' specialisti, e dopo innumerevoli esperimenti si arriva ad una " cura" piu' o meno funzionante che spesso però piu' che andare alle cause placherà solo i sintomi dei disturbi accusati. Perciò toccherà agire in altro senso non credi?

"...Finchè ce l'avete curatela massimamente, così disse un andrologo ad un convegno-incontro sulla prevenzione."

Lo dissimo all'inizio.

Con questo libro quindi oltre che avviare il processo di guarigione verranno analizzate le <u>cause</u> che portano la Prostata ad irritarsi e dare disturbi di salute.

Ci saranno alla fine del percorso **Grossi miglioramenti dalla sfera emotiva e psicofisica fino e soprattutto a quella sessuale.** Se stai seguendo una terapia medica per una prostatite potrai, come detto, tranquillamente affiancare i consigli che daremo in questo libro per ottenere risultati certi e più velocemente. Se invece avrai già abbandonato tale terapia perchè non risolutiva allora continua la lettura fiducioso perchè scoprirai nozioni fino ad ora sconosciute.

Si comincia davvero ora:

Prima di addentrarci alla lettura completa di queste pagine ti consiglio intanto di impegnarti e rilassarti il più possibile. Ce la farai stanne certo, basterà fermarsi e lasciare ogni attività tu stia facendo o ogni pensiero ti stia assillando. Se senti la Prostata che duole o anche lo pensi, perchè <u>spesso non da sintomi</u> o è davvero troppo infiammata comincia a bere subito dopo averlo comprato un **buon succo di mirtillo.**
Potrai recarti al piu' vicino bar o supermercato rifornito e chiedere un succo di questo prezioso frutto che sia possibilmente **biologico**, **senza zuccheri** aggiunti e rigorosamente a <u>temperatura ambiente</u>.
Il **succo di mirtillo** anche se rientra tra le categorie di alimenti acidificanti ha, di contro, numerose proprietà **antiossidanti** e quindi **antinfiammatorie** soprattutto per colon e prostata. Ti assicuro che ti donerà un immediato benessere. Sorseggialo pian piano gustandolo a denti stretti ed anche e soprattutto immaginando il bene che tale liquido apporterà a tali organi.

Eventualmente dopo un pò ti venisse un acidità di stomaco potrai prendere un po' di bicarbonato con succo di limone puro direttamente spremuto in bocca per poi bere abbondante acqua. Il limone insieme al bicarbonato a contatto con gli acidi dello stomaco

regola il ph dello stesso in modo basico favorendo i
naturali processi di purificazione e disintossicazione
del corpo oltre a fornire una ottima
dose di vitamine e minerali utili al corretto
funzionamento di tutto il corpo.
Il limone e bicarbonato dovrà da oggi essere un tuo
alleato, ottimo fornitore di vitamine e proprietà
alcalinizzanti e antinfiammatorie naturali. Fedele
sostituto degli antiacidi da banco, costosi e dannosi di
cui parleremo più avanti.

Gli esercizi pelvici

Immediata e facile operazione da eseguire per **avere
fin da subito un sollievo** ed accorgersi se la propria
prostata è più o meno congestionata/infiammata sarà
quella di intercettare ed allenare i misteriosi ed
essenziali muscoletti che avvolgono la preziosa
ghiandola e una volta scoperti, tramite essi,
massaggiarla per favorire il drenaggio di liquidi infetti.
Questi muscoli sono il collegamento tra la nostra
nervatura e la Prostata. Proprio essi ci serviranno per
cominciare a conoscere bene il Tallone d'Achille
dell'uomo. E' una realtà infatti, la ghiandola è davvero
e talmente preziosa e protetta che si trova in una
posizione assolutamente strategica e preservata del
nostro corpo. Basterà osservarne l'allocazione in una
immagine di anatomia umana posta più avanti per
rendersi conto di come si trovi nelle vicinanze di
organi che rappresentano forza e vitalità per i maschi.
Stessa vicinanza, la ghiandola ha poi come detto con il
colon retto. Appunto il benessere dell'una coinciderà
con il benessere dell'altro.

LA PROSTATA

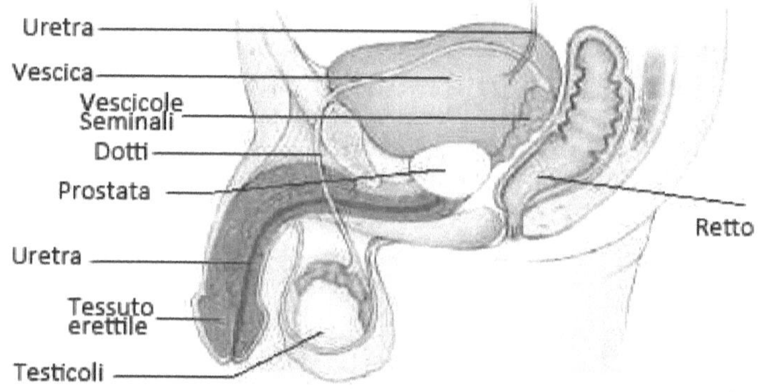

Sarà semplicissimo agire e dovrà essere un'azione da
svolgere anche piu' volte al giorno per massaggiare e
disinfiammare la ghiandola senza l'aiuto dell'androgolo
che con le manovre transrettali farebbe la stessa cosa
ma con metodo diciamo un tantino più "invasivo".
Nell'immagine sotto vedrai la ghiandola con un
contorno più o meno omogeneo e che somiglia ad una
piccola castagna. Durante un'infiammazione/infezione
acuta immagina la prostata con rigonfiamenti più o
meno evidenti su alcune porzioni o interamente su di
essa. Bene, in seguito all'infiammazione si potrà
creare intorno ad essa anche un edema o
rigonfiamento, che potrà dare a seconda della zona
interessata o un senso di pesantezza al perineo
(qualora l'edema sia localizzato nella parte bassa) o
dei fastidi e senso di calore in alcune porzioni o
all'intero pube causando addirittura la curvatura del
pene alla radice durante l'erezione. In casi di
infiammazione/infezione alla zona retrostante la

ghiandola questa si propagherà ovviamente al retto e qualora il gonfiore sia eccessivo ciò potrebbe interferire con la normale defecazione. C'è un collegamento tra colon retto e prostata ed il benessere dell'uno contibuisce a quello dell'altra, lo dissimo all'inizio e ci piace ripeterlo. Ma andiamo per gradi.

<u>Al momento preparati subito ad un istantaneo benessere e relax attraverso gli esercizi pelvici!</u>

Rilassati intanto e se puoi prendi tutto il tempo che ti serve o rimanda l'azione ad un altro momento se non potrai dedicarci il giusto tempo.

Quando pronto recati in bagno e da posizione in piedi comincia ad urinare.

Ad un certo punto trattieni il getto di urina; poi rilascialo di nuovo andare e poi ritrattienilo ancora per un pò di volte. Alla fine svuota più possibile la vescica. Ecco che dopo avere eseguito una o più volte l'operazione avrai scoperto degli essenziali muscoletti pelvici proprio sopra il pene, importantissimi che avvolgono la ghiandola e che serviranno a massaggiare la stessa, a disinfiammarla e a dirla in termini tecnici svuoteranno le vescicole seminali di sperma infetto perchè carico possibilmente di batteri e radicali liberi dovuti all'infiammazione più o meno cronica. Immagina di strizzare la prostata, che è più o meno l'operazione che fa l'andrologo durante l'ispezione rettale qualora il paziente accusi fastidi.

Una volta intercettati tali muscoli si procederà con il massaggio anche piu' volte al giorno senza però dover per forza urinare ogni volta, ma è consigliato farlo ovviamente con la vescica vuota.

L'operazione si potrà fare da in piedi, da sdraiati o da seduti, basterà trattenere e rilasciare piu' volte i muscoletti, quando poi si sarà diventati bravi occorrerà trattenere la muscolatura per 10-15 secondi

per poi rilasciarla nuovamente. Immagina con la mente che la prostata venga liberata per bene da fluidi e liquido seminale contaminati e infiammati e che la stessa fatto ciò torni solida ed in forma e pronta a comandare in maniera egregia l'erezione durante i rapporti intimi. Sarà importante accompagnare a tale esercizio una giusta respirazione. Inspirando si rialsceranno i muscoletti ed espirando si contrarranno gli stessi. Prendi tutto il tempo che ti serve e dedicati a tali esercizi per risollevarti dai dolori e assaporare un pò di sollievo prima di continuare la lettura.
Fatto ciò per più volte sarà utile conseguire un'eiaculazione per liberarsi dallo sperma infetto. Se con partner raccomandiamo l'uso del preservativo. Qualora non lo facciate ed il vostro corpo sarà abbastanza disintossicato durante la notte sarà possibile il verificarsi di qualche polluzione. Sottolineamo che l'eiaculazione NON ANDRA' MAI TRATTENUTA oltre un tempo massimo! Non chiederti perchè non guarisci se con il tuo partner siete simpatizzanti della "marcia indietro" nei rapporti intimi. Cambiate uso del metodo contraccetivo. Il preservativo sarà l'ideale anche per preservare la partner durante un periodo di infiammazione/infezione acuta.
Gli esercizi pelvici aiuteranno così il riassorbimento degli edemi dovuti all'infiammazione, se presenti, li aiuteranno a rientrare gradualmente e contribuiranno così al rimpicciolimento omogeneo della ghiandola. Le pareti interne che accolgono l'uretra (dove passa urina e sperma) si rilasseranno e perciò urinare ed eiaculare sarà più facile e meno doloroso. La vescica si svuoterà pian piano del tutto ed il senso di dover andare continuamente in bagno svanirà. Lo svuotamento completo di essa eviterà di conseguenza il ristagno di

urina all'interno e quindi le infezioni ricorrenti scompariranno. Ma non avere premura. Occorreranno anche altri accorgimenti per curare bene la ghiandola.

<u>Buon allenamento adesso con gli esercizi pelvici!</u>

Lo Zinco

Elemento utilissimo in caso di forte infiammazione alla prostata e Colon è lo <u>Zinco</u>. Come vedi parliamo dei due organi simultaneamente perchè, come detto, il benessere dell'uno implica quello dell'altro.
Studi medici collegano addirittura la carenza di questo minerale ad una predisposizione ad infezioni, malattie ed infiammazioni di Prostata e Colon. Una ricerca, pubblicata sul "Journal of Nutritional Biochemistry", ha evidenziato, infatti, che anche una modesta carenza di questo micronutriente essenziale rende l'intestino più fragile nei confronti degli stati infiammatori. Poiché questo metallo buono è coinvolto in moltissimi processi biochimici, un suo insufficiente apporto può contribuire ad altre patologie, tra cui le malattie cronico-infiammatorie dell'apparato gastro-intestinale come il **Morbo di Chron.**
Un organismo debilitato e stressato come quello di molti individui oggi giorno è quasi sempre carente di Zinco. Unghie e capelli fragili, eruzioni cutanee, piedi maleodoranti ,disturbi di umore o visivi, difficoltà digestive, problemi prostatici, infertilità e molti altri possono essere gli indicatori di una carenza di <u>Zinco</u> nel proprio corpo. Un eccesso di tale microelemento solitamente non è tossico, puo' al massimo causare

nausea o diarrea.
Una integrazione di almeno 10 giorni con il solo
elemento in forma di Zinco Picolinato, il piu' facilmente
assorbibile dall'intestino umano, previo consulto col
vostro medico o farmacista darà come il mirtillo un
immediato sollievo dai fastidi. Va assunto al pasto, o
al pranzo o alla cena, perchè soprattutto in caso di
forte carenza puo' causare nausea. Inutile farsi
propinare dal farmacista un
integratore che contenga altre sostanze oltre lo Zinco
perchè al momento ciò che dovremmo assumere sono
solo 30 mg del solo microelemento ribadiamo in forma
di Picolinato. Lo Zinco, come vedremo piu' avanti ha
un ruolo chiave nella eliminazione di metalli pesanti
dal corpo, come il **Cadmio**, nei casi di forti fumatori o
individui esposti a tale inquinante. Lo Zinco infatti per
composizione chimica si andrà a sostituire al cadmio in
molti tessuti molli dove lo stesso si sarà accumultato
negli anni creando tossicità e danni.

Sappi inoltre che la Prostata diviene cronicamente
infiammata perchè è intossicata ed ha perso la sua
naturale funzionalità. Ciò significa che è stata per
decenni bombardata di emozioni negative e cibo
spazzatura o genenticamente modificato che la hanno
infiammata cosi' seriamente da farci stare male! Per
l'infiammazione cronica inoltre molti alimenti tendono
a peggiorare la situazione perchè alterano seriamente
l'equilibrio fisico di tutto il corpo peggiorando lo stato
di salute della ghiandola.
Gli alimenti che provocano questa intossicazione sono
ahimè proprio quelli di uso comune che ingeriamo ogni
giorno: **Farina raffinata peggio se prodotta con
grani geneticamente modificati, perchè
innaturali, zucchero, latte e latticini, caffè,**

alcolici, additivi alimentari come l'onnipresente olio di palma, conservanti e qualche altro alimento sono responsabili delle nostre sofferenze, è cosi'.

Ma questo suppongo tu lo abbia già sentito dire vero? Non preoccuparti, non ci soffermeremo solo alla eliminazione temporanea di tali cibi irritanti.

Non verrà detto infatti di abbandonare completamente gli alimenti sopradescritti ma di predisporre il corpo ad una **dolce disintossicazione** per poter ripristinare il buon funzionamento e di conseguenza il buon stato di salute della **prostata** per poi reintegrare gradualmente gli elementi eliminati ma che danno soddisfazione a cervello e palato in quanto piacciono. Perchè è cosi'. Spesso è il cervello che chiama determinati alimenti anche e soprattutto quelli dannosi, non solo la fame o il gusto.
Si sappia che la Prostata detiene almeno il 60 per cento del benessere del maschio. E' spesso per gli uomini una valvola di sfogo di ansie, paure e tutte le emozioni piu' o meno metabolizzata e non dal cervello. Il detto famoso: "Quando si ha paura si

stringe il sedere " ha una parte di verità-

E' importante che la fase di disintossicazIone sia quindi accompagnata da **tutti quei comportamenti e situazioni che possano allontanare lo stress e favorire il relax della persona.**

Allontana tutto ciò che Ti fa star male!!

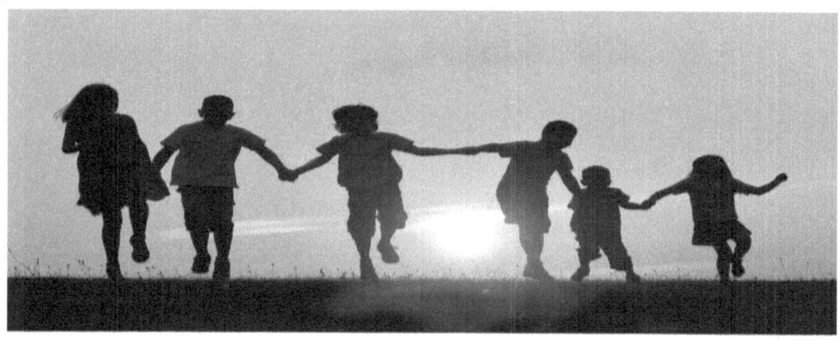

Ricordati che non ha senso fare gli straordinari per guadagnare 100 € in piu' quando poi se ne dovranno spendere € 70 in medicine. Meglio rallentare i ritmi, fidati, anche guadagnando qualcosina meno per poi recuperare in salute. Si rifletta su questo.
Non ha senso ostinarsi a restare all'interno di un ambiente di lavoro dove ci sono capi e colleghi che ormai non digeriamo piu' quando ogni fine giornata dobbiamo ricorrere poi ad antiacidi, ansiolitici o antidolorifici per alleviare le nostre sofferenze.
Una bella sferzata di gente positiva e ambienti sereni e stimolanti regaleranno sensazioni di benessere

ormai scordate. Pertanto invitiamo ad una autoanalisi della propria situazione economica e di un possibile cambio di lavoro se quello che abbiamo ci ha saturato di malesseri! Ricordarsi che volere è potere!

Se vuoi una svolta alla tua situazione economica e vorrai cambiare vita ti consiglio di cercare online il libro: <u>Vivere di rendita</u> Ti darà una mano a migliorare la tua vita e prendere coscienza del tempo che stai destinando al lavoro suggerendoti metodi validi per poter avere delle rendite automatiche e cadenziate.

A proposito di antiacidi: se ne fai uso già da parecchio comincia a stare lontano da quelli che contengono **Alluminio**. Come il **Mercurio** è un metallo pesante <u>Neurotossico</u>! Neurotossico significa che può alterare anche permanentemente i neuroni cerebrali e causare danni al cervello.
Chiedi al tuo farmacista o medico degli antiacidi <u>senza alluminio, e qualunque cosa ti dica su quelli che lo contengono scegli sempre gli antiacidi senza tale metallo</u>.
Oltre al potere assorbente nei confronti dell'acidità di stomaco purtroppo l'alluminio, come detto, può danneggiare seriamente i nostri neuroni predisponendo il cervello a malattie ben piu' gravi. Meglio tenersi l'acidità di stomaco. Fidati!

Ora ti starai chiedendo: e perchè è in vendita allora? Perchè i medici non ci avvisano? La risposta è una : **La consapevolezza illumina!** E' importante conoscere intanto noi stessi per poi decidere di assumere un farmaco o no.
Se seguirai i consigli di questo libro arriverai comunque ad abbandonarli i dannosi antiacidi, ma se

nel frattempo non ne puoi fare a meno acquistane del tipo che non contengano alluminio.

Dunque, prima di addentrarci ai rimedi veri e propri occorre intanto fare un autoanalisi per valutare lo stato della persona e le abitudini che accompagnano la stessa.
Si dovrà essere duri in tal senso ma non avere paura di prendere le giuste decisioni. Prendere provvedimenti in merito sarà **<u>ESSENZIALE</u>** per la guarigione altrimenti come detto sopra si cureranno i sintomi ma non si andrà alle cause. I sintomi, se vi fermate a riflettere, li starete curando da tanto con antibiotici, antinfiammatori e farmaci piu' o meno invasivi, ma se siete arrivati all'acquisto di questo libro suppongo che vi sarete stufati di seguire cure con scarsi risultati, quando poi la vostra vita sarà ugualmente piena di <u>sofferenze, rinunce e privamenti.</u>
Non mollare. Il rimedio esiste............!!!!

Facciamo adesso un piccolo questionario

E faremo come un noto personaggio televisivo, ci faremo una domanda e ci daremo la risposta, <u>ovvia e drastica</u> purtroppo. Sicuramente alcuni argomenti di renderanno nervoso, di darà fastidio affrontarli, ma ciò sarà propedeutico al raggiungimento dello scopo. Le stesse domande ce le hanno poste più esperti di omotossicologia e medicina naturale e/o alternativa, raramente i medici allopatici.

-Fumi ?

Se si smetti immediatamente!
Non ha senso fumare per poi andarsi a comprare le
medicine per alleviare dolori e fastidi pensando che le
sigarette non c'entrino nulla con i disturbi.Non è
cosi'.Le sigarette oltre a fornirci dannosi e mortali
metalli pesanti dovuti alla combustione sottraggono
acqua al corpo rallentando o addirittura impedendo i
processi di disintossicazione o guarigione.

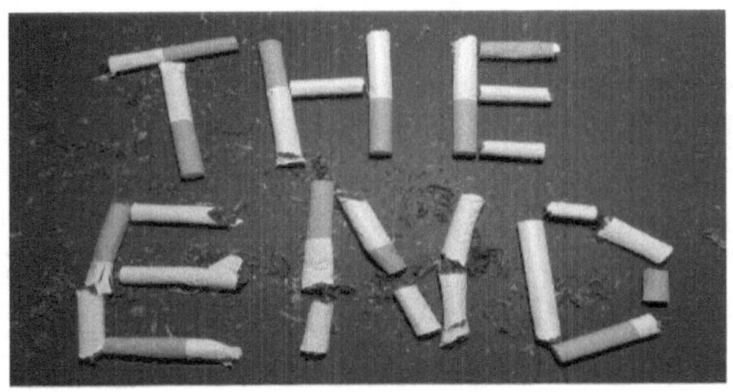

Smetti di fumare! Si puo' te lo assicuro e per giunta
dall'oggi al domani. Basta volerlo. Guarda i tuoi figli o i
tuoi familiari piu' cari, se è il caso vai in un'altra
stanza e fai un bel pianto di sfogo ma smetti di
fumare. La vita è una! Sarà dura solo per i primi
giorni, poi corpo, mente e portafoglio ti
ringrazieranno.
Risparmieremo di elencare la lista delle malattie che il
fumo provoca o le solite foto dei polmoni dei fumatori.
Se si è curiosi basta cercarle online.
Decrementa gradualmente il numero di sigarette
giornaliere per poi azzerarle. **Si puo', basta volerlo!**
La disintossicazione dal tabacco e qualche altra
"droga" assunta giornalmente ti farà vedere la vita da

un'altra prospettiva che all'inizio spaventerà ma poi farà gioire e pentire di non avere smesso prima.

E non avere la comune paura: smettendo di fumare non si avrà continuamente fame e quindi NON si ingrasserà.
La fame, una volta smesso, anzi <u>si deve assolutamente assecondare</u> in quanto il fisico del fumatore sarà talmente debilitato e carente di vitamine ed oligoelementi sottratti da questo dannato vizio che davvero si sentirà il bisogno di mettere sotto i denti del cibo ogni 5 minuti. Si ma che cibo?

La risposta è una: **LA FRUTTA.**

Nel periodo della dolce disintossicazione si mangerà anche ogni 10 minuti <u>LA FRUTTA DI STAGIONE CHE PIU' APPETISCE E CON MENO TRATTAMENTI CHIMICI POSSIBILI.</u>

Ripetiamo, <u>Frutta di stagione!</u>

Non si cerchino le fragole in dicembre. Saranno piene di additivi dannosi ed in questo periodo il corpo non ne ha bisogno infatti la natura ha scelto altri mesi per la produzione delle fragole. Preferisci tutto ciò che è di stagione e non coltivato forzosamente in serra.

Nella tabella che si trova alla fine di questo libro puoi controllare il periodo in cui madre natura ci mette a disposizione ciò che mangiare e quindi ciò con cui curarci.
<u>Ippocrate,</u> padre della medicina diceva: <u>Fa che il cibo sia la tua cura!</u>

La frutta all'inizio va sempre sbucciata perchè un colon irritato farà fatica a digerire anche le fibre contenute nella buccia ma una volta guariti ci si potrà permettere di mangiare una mela o una pera senza pesticidi colta dall'albero o procurata da un contadino che le coltiva anche con la buccia.
Viene consigliato anzi di mettersi <u>SUBITO</u> alla ricerca di un contadino che abiti più vicino alla zona di residenza e che possa venderci frutta e verdura con meno trattamenti chimici possibili o preferibilmente senza.Non verranno alimentate cosi' le produzioni massive e forzose dell'industria agroalimentare e delle multinazionali e si aiuterà l'ambiente per tornare ad uno <u>stato piu' vicino alla natura</u>. Ricordi l'incipit?

Non preoccuparti di pagare qualche centesimo al chilo in piu'.

Mai pentirsi di investire sulla salute.

Ma dimmi, ti ricordi l'autonalisi cominciata qualche riga sopra? Bene continuiamo.

-Sei un grosso bevitore di caffè?

Se sì ti converrebbe eliminarne l'assunzione o evitarla completamente, altrimenti <u>non potrai mai guarire del tutto</u>. Anche per questa bevanda fortemente irritante si può te lo assicuro, farà bene eliminarla dalle tue abitudini e si vedrà la vita con un ottica diversa.
Alla fine, se proprio piace si potrà ridurre il caffè ad una vera e propria pausa di godimento tra amici o dopo un buon pasto ma tale bevanda non deve essere fonte di dipendenza o una scusa per "renderci piu' svegli". Anche perchè non è così.

Non si conoscono geni forti bevitori di caffè ma gente abitudinaria che crede di non poter vivere senza tale "droga"!

Possiede delle sostanze tutt'altro che benefiche chiamate *tannini* derivanti dalla torrefazione alle alte temperature. Interferisce con la normale attività di alcuni enzimi digestivi come la proteasi. Di conseguenza impedisce la corretta assimilazione delle proteine e di molti altri oligo elementi. I tannini inoltre creano fermentazione e quindi irritazione ed infiammazione di intestino e colon: ecco perché per molti individui predisposti il caffè funge da lassativo, ma tutt'altro che naturale diremo.

L'aumento della produzione di acidi gastrici (acido cloridrico) nello stomaco dopo l'assunzione di caffeina, peggiora quindi la condizione da colon irritabile e disturbi connessi. Contribuisce a creare un ambiente eccessivamente acido che da appunto origine o esacerba bruciore di stomaco, gastrite, reflusso gastro esofageo etc.

La caffeina come detto può considerarsi una droga, dà quindi dipendenza. Affatica inoltre le ghiandole surrenali, aumenta lo stress della persona che lo assume ed influisce sulla normale produzione degli ormoni soprattutto tiroidei alterando l'equilibrio di tutto il corpo.

Per finire il caffè non solo non dona al corpo sostanze nutritive ma è anche un potente un "ladro di minerali", interferisce e riduce l'assorbimento del ferro e del calcio, importanti sostanze che in caso di disturbi già in atto necessitano in abbondanza in tutto il corpo.

<u>Il caffè quindi è una bevanda intossicante ed altamente acidificante</u> tutt'altro che benefica:

esacerba disturbi di salute e stati d'animo negativi
latenti e non stimolando determinate aree del cervello.
Risparmieremo anche in questo caso di elencare la
lista delle sostanze cancerose contenute in una tazzina
di caffè che si sviluppano appunto con la torrefazione
alle alte temperature. Sarà peggio se al bar ti
serviranno un caffè bruciato o di scarsa qualità. Certo
ci sono in esso anche delle sostanze antiossidanti
come i polifenoli, addirittura ritenute antitumorali o un
effetto positivo sull'incidenza di malattie
neurogenerative, con particolare riferimento al morbo
di Parkinson ma i benefici non superano i danni da
acidificazione tissutale te lo assicuro. Il caffè, come il
fumo oltre che acidificare è un potente vasocostrittore,
accellera la permanenza del cibo nello stomaco
sottraendo elementi nutrizionali importanti ed è quindi
causa di continui cambiamenti di ph in esso.

<u>Porta fame e non di quella sana ma fame di cibi
spazzatura e grassi dannosi.</u>

Appunto si usa prendere il caffè dopo il dolce perchè
sono i grassi che esso va ad aggredire inducendoci
però a ricercarli e interferendo con la normale
metabolizzazione dei lipidi. Come il fumo sottrae
liquidi al corpo, imprigionandoli in certe zone di esso
anziché farli fluire liberamente per le normali funzioni
fisiologiche e trasportare correttamente ai reni le
sostanze di scarto. Ecco da dove viene la cellulite
accumulata in certe parti del corpo. Sono <u>liquidi e
lipidi acidi mal metabolizzati</u> che causano gonfiori ed
inestetismi. Stessa cosa va detta per il thè, cola e le
altre bevande contenenti caffeina. Andrebbero banditi
dalla tavola e dalla tua alimentazione. Se proprio piace
potrai concederti ogni tanto una tazza di thè verde

deteinato, ma sempre con metodo naturale o thè non deteinato purchè tu tenga la bustina in infusione per solo un minuto, in modo che l'acqua non assorba tanta teina.
Sì, ma il medico dice che per un organismo sano sono due-tre tazze di caffè al giorno sono ammesse, anzi consigliate. Certo, per un organismo sano, e non stressato aggiungeremo pure.
E chi c'è al giorno d'oggi sano e non stressato?
A te le conclusioni!

-Sei un bevitore di **latte** o consumatore di latticini? Se si eliminali immediatamente dalla tua alimentazione.
Ci si limiti se piace a mangiare una pizza a settimana insieme ai propri cari o agli amici visto che la PIZZA fa parte della cultura italiana e **Non ci si puo' privare di ogni piacere.**
Sappi però che i latticini sono banditi da ogni protocollo di disintossicazione naturale e sono collegati da molti Naturopati con il cancro alla Prostata.

Ogni omotossicologo consultato o gastroenterologo aggiornato ha sconsigliato
l'assunzione di latte vaccino o

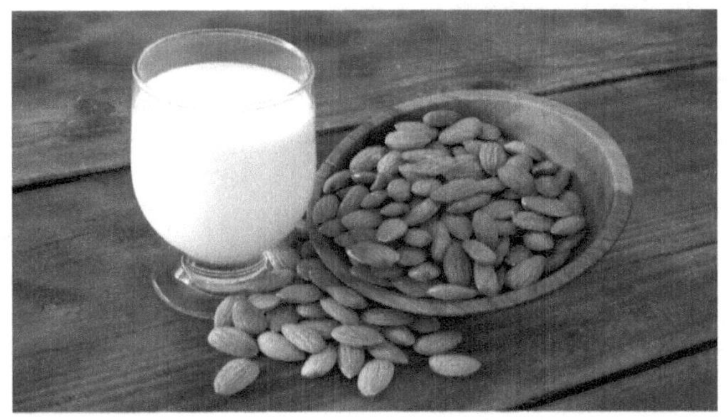

latticini. Un uomo adulto non ha piu' gli enzimi per digerirli. La caseina contenuta in essi inoltre è un collante che si attacca alle pareti dello stomaco e del colon impedendo o rallentando i processi di smaltimento e detossificazione naturale del nostro organismo.
Sono proprio i latticini il pericoloso "veleno" e nemico della nostra prostata di cui facciamo riferimento all'inizio.

Il latte di mucca inoltre pieno di ormoni (acquistato spesso nei dannosi contenitori tetrapack che contengono tra l'altro alluminio) va sostituito con <u>latte di mandorla</u> fatto in casa o acquistato di tipo solubile in negozi che vendono alimenti bio o al massimo con latte di riso ma <u>entrambi NON ZUCCHERATI!</u>
Non acquistare assolutamente i latti di mandorla commerciali perchè contengono bassissime concentrazioni di ingrediente primario che è la mandorla per poi essere completati con acqua, zucchero e additivi. In ultima istanza preferisci di frullare una decina di mandorle fresche ed aggiungerci dell'acqua tiepida per farti una bevanda che possa

sostituire il latte vaccino.
Ottima alternativa sarà il latte di Riso o di Soya
(quest'ultimo contiene fitosteroli utili per la prostata
ma non si dovrà esagerare con l'assunzione)

"E il calcio come lo assumo?" Ti starai chiedendo.

Bene, esistono decine di alimenti che forniscono calcio
biodisponibile, le mandorle ne sono una ottima fonte
ad esempio. E che diresti se ti dicessi che una
manciata di **rucola** nell'insalata ha una
rispettabilissima fonte di calcio? Perciò non
considerare i latticini come il Dio fornitore di questo
minerale. La natura ci ha donato degni sostituti e non
di origine animale.

-Hai **Otturazioni in amalgama in bocca?**

Se si affidati ad un bravo dentista che segua il
protocollo di rimozione protetto
e toglile immediatamente!
Le otturazioni in amalgama sono quelle che
presentano la classica colorazione in argento alla vista
del dente. Contengono **Mercurio** che emana vapori
tossici nel cavo orale ogni giorno anche dopo anni e
qualunque cosa ne dica il dentista che interpelli in
bocca non ci devono stare. Si considera il mercurio
come il materiale più tossico in natura dopo il
Plutonio, ne basta la quantità contenuta in un
termometro di vecchia generazione (chiediti come mai
non più in produzione) per inquinare un laghetto di
medie dimesioni o un fiume. Se il tuo dentista non è
daccordo alla rimozione cambia specialista. Il mercurio
secondo la tossicologia altera in **modo permanente**
la flora batterica della bocca ed anche intestinale

alimentando funghi patogeni come la Candida
Albicans. Il corpo in presenza di mercurio lotterà ogni
giorno per ripristinare il giusto equilibrio interno ma
tale lotta alla lunga puo' **esaurire il sistema
immunitario** causando malattie ben piu' gravi che
risparmieremo di elencare. Parte del Mercurio
contenuto in un'otturazione in amalgama si è studiato
che dopo 10 anni dalla presenza nella bocca del
malcapitato si deposita in organi e tessuti molli come
cervello, milza, fegato, reni per finire anche alla
preziosa Prostata.

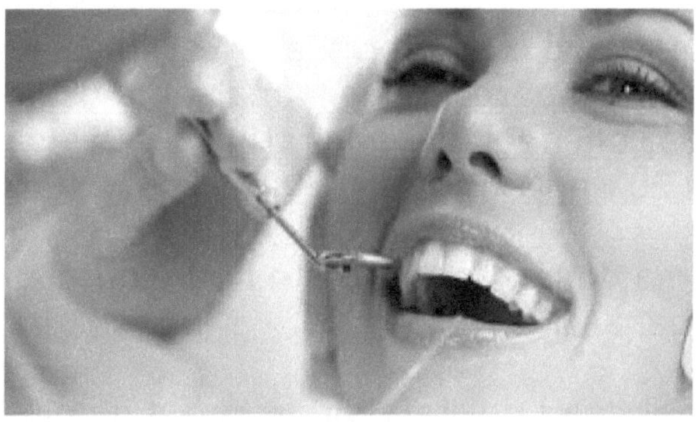

Cerca su internet degli odontoiatri aggiornati che non
usino amalgama dentale ed all'atto di prenotare una
visita al telefono stesso chiedi se seguono il <u>Protocollo
di rimozione delle otturazioni che contengono
mercurio</u> e se no vai avanti nella lista fino a trovare
quello giusto. Togline una al mese se presenti diverse
otturazioni in bocca o fa che sia lui a consigliarti se ti
ispirerà fiducia. Costeranno in media € 150 ad ogni
rimozione. Questo è il prezzo applicato da
professionisti onesti.
Secondo alcune scuole di pensiero il dente trattato con

il mercurio andrebbe addirittura rimosso, ma non ci
sentiamo di dare questo drastico consiglio se non
tanto compromesso. Il dentista rimuoverà l'amalgama
e la sostituirà con della resina chiamata "composita"
dalla classica colorazione bianca.

Sotto verrà trattata la cura per una dolce
disintossicazione da questo <u>dannoso
Metallo Pesante che è il Mercurio</u> e che oltre ad
eliminare questo chelerà
altre sostanze e metalli che hanno potuto **intossicare
il tuo corpo e quindi la tua Prostata.**

Si leggano o ci si informi a riguardo sui <u>protocolli
dentistici tedeschi dove l'Amalgama usata per le
otturazioni dentali è addirittura vietata dalla legge da
oltre 20 anni!</u>

-Ultima domanda: hai visto non è durata molto
l'autoanalisi?:

Hai dei denti devitalizzati in bocca da piu' di 10 anni?
Se si fai ritrattare la devitalizzazione dal tuo dentista.
Tale trattamento , ormai vecchio ha potuto perdere
ormai la sua efficacia ed una bella pulita eliminerà
dalla tua bocca un po' di batteri che hanno
apparecchiato la tavola sul dente "morto". Secondo un
medico svizzero i denti devitalizzati purtroppo
rappresentano un rischio per la nostra salute perchè
rappresentano una zona "morta" della bocca e quindi
aggredibile da batteri patogeni.
Il Dr. Thomas Rau, infatti medico elvetico e fondatore
della Clinica Paracelso, ha rivelato che delle ultime
150 donne e pazienti con cancro alla mammella
trattate nella sua clinica, 147 (circa il 98%) hanno

avuto uno o più denti devitalizzati e per di più sullo stesso meridiano dove si è sviluppato il cancro al seno originale. Per questo raccomanda ad ogni malato di tumore di consultare prima un buon dentista che segua il protocollo naturale per far esaminare i propri denti e quindi possibilmente rimuovere tutti i denti devitalizzati. E' drastica la decisione, e fa paura, lo sappiamo. Sarà il buon senso dopo aver consultato più odontoiatri a darti la risposta.

Purtroppo sono rari infatti gli individui che ad una certa età non debbano ricorrere al dentista per una devitalizzazione ad un dente che ormai non si puo' piu' salvare. Scommetto che anche tu avrai uno o piu' denti devitalizzati in bocca o qualche amalgama vero? Ed ora starai dicendo a te stesso: "*Per questo non guarisco!*" Ebbene, certamente uno o due denti devitalizzati non saranno la causa della tua prostatite o potranno da soli contribuire alla infiammazione della ghiandola ma questo argomento dovrà essere incluso in quadro più ampio che ti possa accompagnare verso il benessere.

Noi lo ripetiamo: qualunque cosa pensi il tuo dentista i denti devitalizzati da piu' di 10 anni vanno almeno ritrattati per una sana pulizia.
Qualora il dentista rimuova la sopracitata amalgama nel dente sarà sua cura ritrattare anche la devitalizzazione dello stesso. Lo stabilisce il corretto protocollo.

Ricordati poi di **Curare Sempre e Massimamente l'Igiene Orale**. Non serve il dentifricio o il colluttorio. Ebbene, la prima regola fondamentale, sentita e risentita è quella di lavare bene i denti, minimo 3 volte

al giorno, e per un tempo non inferiore ai 4-5 minuti.
Ma siccome al giorno d'oggi ,in un mondo che va di
fretta, cio' che manca è proprio il tempo cercheremo
di ottimizzare le tecniche e gli strumenti per effettuare
in maniera impeccabile la pulizia dei denti per
massimizzare l'efficacia del tempo dedicato a tale
attività.
Cominciamo dicendo: inutile concentrarsi nell'acquisto
del migliore e piu' pubblicizzato dentifricio con il "
potere sbiancante piu' magico del momento", il
dentifricio non serve alla pulizia dei denti ma solo ad
una relativa lucidatura.E se poi vi invitassimo ad
effettuare in rete una ricerca sul tema dentifricio che
elenchi tutte le sostanze dannose contenute nel
prodotto ti convinceresti a non usarlo piu'?

Ultimi studi medici scientifici hanno messo in evidenza
i danni che i dentifrici o i colluttori al fluoro possono
causare alla persona che li usa per cui per l'igiene
orale serve solo lo spazzolino e tanta buona acqua
corrente.

Si stima che **il Sistema Immunitario impiega la
maggior parte del tempo nell'arco della giornata
per combattere i batteri patogeni che si
insediano nella nostra bocca sulla pelle o sotto le
unghie lasciando eventualmente inattaccati i
batteri e funghi presenti cronicamente nella
Prostata.**

Per cui alleggeriamogli il lavoro pulendo a fondo il
cavo orale semplicemente spazzolando in profondità i
denti ed eliminando tutti i residui di cibo con il **filo
interdentale o l'idropulsore.**

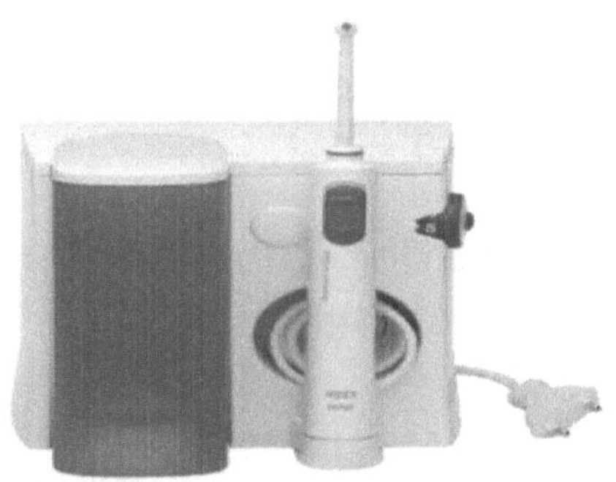

Quest'ultimo è un <u>Must</u> da avere sul proprio lavabo. L'investimento nel suo
acquisto ad un piccolo prezzo on line farà risparmiare parecchi soldini per il dentista. Elimina in maniera veloce e precisa ogni residuo di cibo tra le intercapedini dei denti evitando fenomeni di carie o peggio putrefazione dell'alimento dove i batteri la fanno da padrone.Utilizza semplice acqua a getto rinforzato lasciando una sensazione di pulito in bocca e benessere generale.
Se non lo hai acquistalo online lo troverai a meno di 50€ (per uno economico) o giu' di li contro i 120 € richiesti in negozio.
Andiamo ad un altro nemico del dentista : lo Spazzolino.
Anche per questo non vanno risparmiati i soldini per avere un buon prodotto.Un investimento di circa 20 euro per uno tra i piu' economici verrà ammortizzato in poco tempo in termini di risparmio dal dentista.
Stiamo parlando di un buon spazzolino elettrico che possa fare in poco tempo,perchè è il tempo quello che ci manca , cio' che noi dovremmo fare manualmente per almeno 5 minuti tre volte al giorno con uno

spazzolino manuale.
I prodotti sopra descritti consigliamo di acquistarli online dal sito indicato perchè molto piu' economico il prezzo di vendita e con garanzie superiori rispetto al mercato fisico.
Ma come dare dei valori aggiunti alla pulizia effettuata con i sopraelencati strumenti professionali?

Bene per conseguire la massima igiene e pulizia basterà aggiungere due volte la settimana nella vaschetta d'acqua dell'idropulsore due o tre gocce di tea tree oil o olio essenziale di malaleuca.E' un potente disinfettante, antifungino, antimicrobico ed antibatterico mille volte piu' efficace e meno dannoso del colluttorio.

Anche quest'ultimo non serve per la pulizia del cavo orale anzi contiene sostante poco benefiche lo sapevate?

Per ottenere poi il tanto desiderato effetto sbiancante che tutti perseguono rincorrendo i tanto pubblicizzati e costosi dentifirci ultimi ritrovati commerciali ci verrà in aiuto un semplice , efficace ed economico prodotto: l'acqua ossigenata. Ebbene si ,il caro vecchio e famoso perossido di idrogeno oltre ad una eccezionale carriera in campo medico ha molti altri usi a volte sconosciuti tra cui un effetto sbiancante , lucidante e igienizzante senza eguali. La semplice azione da compiere sarà quella di far cadere due o tre gocce di acqua ossigenata sul nostro spazzolino elettrico per poi dedicare 2-3 minuti alla pulizia di tutta la bocca ammirando al risciacquo lo splendido risultato ottenuto.

Non va usata ogni giorno però , ma una o due volte a settimana.

L'uso di perossido di idrogeno è utilissimo anche per il trattamento delle carie. Farà scomparire la maggior parte dei batteri che hanno apparecchiato tavola sul vostro dente se ne avrete di cariati.

Altro utile e benefico prodotto da poter utilizzare per la pulizia e smacchiatura dei denti è il piu' conosciuto Bicarbonato di sodio. Aggiungendone un pizzico sulla testina ruotante del nostro spazzolino levigherà per bene la superficie dentinale donando anche un'ottima sensazione di pulizia alla nostra bocca.

Dunque, siete pronti a eliminare o quantomeno limitare le vostre spese dal dentista se il danno piu' grave non è ancora stato fatto?

Un altro consiglio da seguire che darà una grossa mano alla **Disintossicazione generale** sarà quello di cambiare tipo di **Bagnoschiuma e Shampoo** presenti nei nostri bagni.

Non scegliamoli piu' in base al profumo o alla pubblicità vista in tv, ma in base all'assenza di parabeni, derivati del petrolio ed altre sostanze poco naturali che penetrando nella pelle durante la doccia o il bagno vanno a danneggiare lo stato di salute del corpo aggredendolo con additivi chimici.

La pelle è un organo! La superficie della pelle presenta pieghe, e tanti piccoli fori. I più importanti, i pori sudorali, servono come dice la parola per traspirare e quindi termoregolare tutto il corpo. Entrare a contatto con aggressivi chimici, tatuaggi e inquinanti non fa altro che intossicare ulteriormente il corpo.

Si ma **cosi' non vivi piu'** ti starai chiedendo.....

Bene , caro amico/a al giorno d'oggi, a differenza degli

anni in cui sono vissuti i nostri nonni, siamo talmente bombardati da ogni tipo di inquinamento (atmosferico, acustico, da onde radio) che risparmiare al corpo un po' di aggressivi chimici laddove ve ne sia la possibilità non farà altro che donare respiro alla nostra salute ed alleviare i nostri disturbi alleggerendo la perenne lotta che il corpo attua contro gli agenti esterni che turbano il meraviglioso equilibrio di cui Madre Natura e Dio ci hanno dotati. Poi non costano tanto e si aiuta pure l'ambiente.

Vogliamo ribadire inoltre che se hai l'abitudine di fare igiene intima ad ogni evacuazione o ogni volta che urini sarà bene abbandonare tale errata abitudine. Come spiegano alla prime lezioni di igiene all'università, l'giene intima va curata solo 2 volte al giorno, al mattino e alla sera prima di dormire e ovviamente dopo i rapporti.

Bene,una volta superata la fase conoscitiva della persona e delle sue abitudini e stato di salute e integrità fisica andiamo ai :

Consigli veri e propri utili per cominciare intanto a "coccolare" il nostro colon la cui guarigione è anche legata al benessere della Prostata

Non verranno consigliate terapie mediche e per giunta invasive come idrocolon terapia e non ci soffermeremo sul colore e consistenza delle feci. Sappiamo tutti che tipo di evacuazioni accompagnano

chi soffre di Colon Irritabile.
Ti ribadisco che **NON SIAMO MEDICI** per cui anche se verranno elencati dei semplici prodotti di libera vendita ti consiglio di interpellare **sempre il tuo Medico di fiducia** prima dell'assunzione.

Non ci assumiamo responsabilità a riguardo anche se sappiamo con certezza che **tali rimedi naturali NON HANNO controindicazioni.**

Inoltre ci preme sottolineare che **la Disintossicazione puo' smascherare numerose patologie latenti** per cui i vari cambiamenti nel corpo vanno osservati scrupolosamente e riferiti al medico di riferimento se riconosciuti come parecchio "Strani".

Ah, se l'avessi dimenticato ti ricordo come detto sopra cosi' da ribadirne l'importanza di **eliminare subito le sigarette e gradualmente il caffè** dalle tue abitudini passando per quest'ultimo da piu' tazzine al giorno ad una per poi passare al decaffeinato solo **con metodi naturali** per poi abolirlo completamente. Si vive benissimo senza caffè te lo assicuro.
La scelta del decaffeinato è importante e ti invito al bar a richiedere il caffè   decaffeinato solo con anidride carbonica e non con acidi chimici vari. Se possiedi invece una macchinetta a cialde acquista in qualunque supermercato

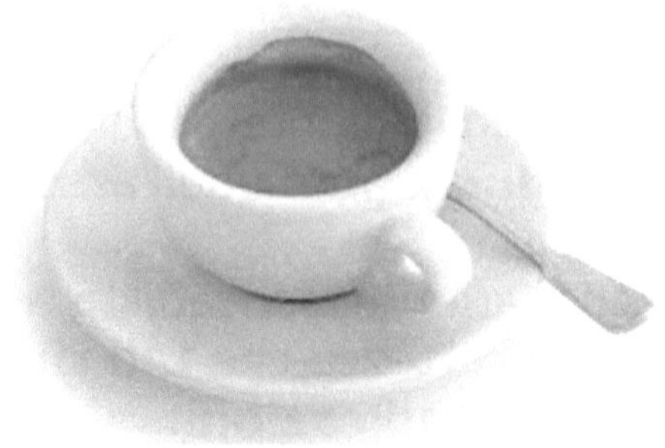

le confezioni dei suddetti caffè. Vedrai che su ognuno sta scritta la frase

"DECAFFEINATO CON METODO NATURALE"

Torniamo ai **Consigli**:

Il primo alimento (perchè **di Alimenti si parlerà e non di farmaci**) che come detto sopra **accarezzerà il colon** in caso di grave infiammazione e farà una sana pulizia è la polvere di <u>PSYLLIUM</u>, acquistabile on line o presso una qualunque farmacia o erboristeria con poco piu' di € 10 .

Non ha controindicazioni ed ha un sapore non tanto sgradevole.

Va presa nella dose di un cucchiaino due volte al giorno lontano dai pasti almeno per 10 giorni o secondo indicazione del farmacista o erborista. Va messa tale polvere in un bicchiere prima vuoto e poi riempito con acqua per metà , girato velocemente ed ingerito poi con molta altra acqua. Tale alimento gonfierà nello stomaco per oltre 25 volte il suo volume, ma non si sentirà nulla , non preoccuparti, con il sorprendente effetto di: **Accarezzare il colon rilassandolo e trascinando via frammenti di cibo presenti magari <u>da parecchi anni in loco</u> e che sicuramente scatenano dannosissimi fenomeni di Putrefazione** con conseguente alterazione pemanente della **Flora Batterica.**

Il **Psyllio** contiene delle mucillagini e fibre dolci naturali che attraverso una delicata patina che scende sulle pareti del Colon permette la dolce pulizia e nello stesso tempo un dolce massaggio delle pareti stesse donando immediato sollievo e benessere. Tale prodotto è contenuto in alcuni integratori di fibre e fermenti ma si consiglia l'assunzione puro per un'azione piu' profonda ed efficace.

Ecco da dove provengono i mal di pancia a volte lancinanti.
Il nostro colon è talmente tirato dallo stress ed infiammato dai residui di cibo non digeriti normalmente e che imputridiscono nelle intercapedini cosi' da darci quei dolori acuti tali da rovinarci le giornate o farci scappare per il bagno.

I malesseri che accompagnano **la Prostatite** sono riconducibili infatti alla presenza , oltre che all'infiammazione , di **Batteri Patogeni** che prolificano a
dismisura prima nel Colon e poi nella ghiandola dando vita ai dolori e manifestazioni di stomaco come le scariche di diarrea.

La diarre infatti ,come vi confermerà il vostro Medico è la conseguenza di una presenza nello stomaco di una **Flora Batterica** alterata da microrganismi patogeni che il corpo combatte in quanto al suo interno **Non** ci devono stare,   ed è con la diarrea che se ne vorrebbe liberare.

Il nostro Sistema Immunitario durante un'infiammazione cronica lotterà ogni giorno per ripristinare lo stato di equilibrio ormai perso. In questo periodo si sarà appunto e di conseguenza vittime di **Astenia** (forte stanchezza) perchè il corpo è molto impegnato nella lotta contro i Batteri Nocivi e nello smaltimento di tossine e Radicali Liberi causati dall'infiammazione/infezione.
Per questo si consiglia di assecondare assolutamente il Normale Riposo Fisiologico evitando al corpo altri dispendi di energia oltre quelli in atto.
Sane dormite di almeno otto ore a notte, pennichelle dopo pranzo di almeno dieci minuti sono altre corrette abitudini e stili di vita da adottare **necessari per la guarigione.**

Non domandarsi perchè non si guarisce se si dorme poco di notte. Si avranno i normali bioritmi alterati e cio' fa male alla salute. Una analisi del proprio stile di vita e prendere corretti provvedimenti in merito saranno <u>fondamentali</u> passi per perseguire il percorso verso la guargione. Non pensare di guarire se ti svegli spesso di notte e perchè affetto da questa inspiegabile insonnia ti siedi al pc e fumi innumerevoli sigarette.
Se di notte non dormi una causa c'è sempre! Avrai consumato un pasto complesso e particolarmente pesante da digerire magari assunto alcolici, avrai preso caffè, cola o altre bevande eccitanti. Avrai

consumato cibo contenente cacao o cioccolato, o peggio avrai dei pensieri, ansie o preoccupazioni che non ti lasciano la tranquillità.

Bene è ora di cambiare!

Ritornare ad uno stato naturale, dove si abbandonano le "droghe", si mangia poco, si mangiano alimenti sani e la notte si dorme.

I normali bioritmi andranno sempre assecondati. Se hai sonno dormi, se hai fame mangia qualcosa, se sei stanco riposati, non aggirare l'ostacolo assumendo "droghe" (caffè, sigarette, cola, bevande energizzanti) per illudere il corpo e convincerlo ad andare avanti. Arriverai allo sfinimento psico-fisico e sarà il corpo stesso a porti un freno!
Rifletti su questo.

****

La Flora Batterica o Microbiota, questa utile "Sconosciuta"

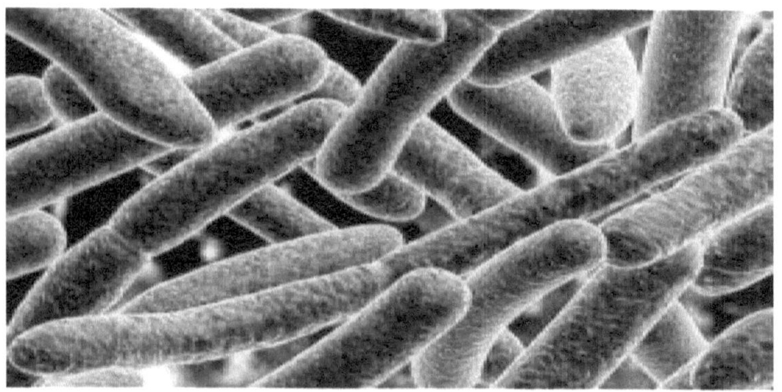

Sicuramente ne avrai sentito parlare piu' e piu' volte e conoscerai il nome di diversi tipi di fermenti lattici piu' o meno funzionanti che il tuo medico o farmacista ti ha consigliato ma magari parecchio dispendiosi, anche se non tutti i medici credono nell'importanza dei fermenti lattici.
Bene quelli che descriveremo in questo libro sono **quelli offriranno maggiori benefici all'organismo umano** a prescindere dall'azienda che li produca.
Parlane sempre e comunque con il tuo medico o farmacista prima dell'assunzione anche se come vedrai molti di essi sono gli stessi batteri buoni contenuti nel comune Yogurt.

Ma intanto vediamo nel dettaglio di analizzare un "organo" complementare alla guargione di molti disturbi tra cui il colon irritabile e di conseguenza la Prostatite.

Che cos'è il Microbiota umano

Particolarmente attenzionato oggi dalla medicina naturale, dal greco micròs (piccolo) e bìos (vita), si intende per microbiota l'insieme di tutti quei microorganismi che vivono in armonia con il corpo umano. Si potrebbe interpretare esso come una piccolissima comunità, "una microvita" che ci accompagna e ci supporta sin dalla nascita. Si stima che il microbiota è composto da un numero di batteri di gran lunga superiore al numero delle cellule umane. Per quanto si possa definire "piccolo e quindi micro", va detto che secondo alcune ricerche si parla di 10 trilioni di cellule umane contro 100 trilioni di cellule batteriche localizzate principalmente nell'apparato digerente e nel colon, con 4 milioni di tipi diversi di batteri. Il peso stesso dei batteri intestinali è piuttosto notevole, esso <u>è considerato un vero e proprio organo</u> del corpo, secondo alcuni studi, in una persona che pesa mediamente 70 chili, il loro peso equivale a circa 1 chilo e mezzo.

In passato ma spesso anche oggi il microbiota veniva e viene chiamato con il termine più comune di *"flora batterica intestinale"* perché i batteri, erano considerati come le piante, da qui il concetto di "flora" intestinale. Come le piante, anche i batteri infatti vengono classificati in base all'ambiente in cui vivono, alimentazione e grado di tossicità.

Questi due esseri viventi, ovvero il nostro corpo, e i
colonizzatori (batteri che compongono il microbiota)
convivono in sintonia per ottenere dei vantaggi
reciproci. A dirla semplice, il corpo, cioè l'organismo
pluricellulare che ospita procura una casa e del cibo; il
microbiota, l'ospite ricambia producendo per esempio
la vitamina K, fondamentale per la corretta
coagulazione del sangue, e la vitamina B12 o
Cobalamina, fondamentale perchè contribuisce alla
<u>buona salute del sistema nervoso</u> e intervenendo nella
creazione della guaina mielinica che avvolge i nervi.
Se forte e ben impiantato, il microbiota oltre a fornire
questi utili nutrimenti, impedisce la crescita di
microrganismi non utili per il corpo: mediante i suoi
processi digestivi elimina quello che non riusciamo a
digerire. Interviene nel metabolismo degli acidi biliari,
garantisce integrità alla mucosa intestinale impedendo
la permeabilità della stessa, metabolizza e demolisce
veleni e radicali liberi e mantiene in buona forma il
sistema immunitario.

Nella realtà, il rapporto tra microbiota e sistema
immunitario umano è molto più complesso: i due
sistemi sono praticamente ottimi e pacifici coinquilini.
Come risaputo gran parte del nostro sistema
immunitario (circa l'80 per cento) è situato proprio
nell'intestino. E' qui infatti che si trova la più alta
concentrazione di funghi (la candida ad esempio),
lieviti, virus, batteri, e altri organismi unicellulari che il
sistema immunitario ha il compito fondamentale di
tenere a bada eliminando tutto ciò che può
rappresentare una minaccia o un pericolo per
l'organismo umano. Secondo poi la **Teoria
dell'olobionte** (insieme di organismi in simbiosi tra
loro), i batteri che formano il microbiota umano

hanno inoltre la capacità di produrre sostanze chimiche che inducono nell'uomo comportamenti utili sia al batterio sia al microbiota stesso, diciamo che si scambiano favori per il bene comune. I batteri, come detto sopra sono circa 10 volte più numerosi delle cellule che costituiscono il corpo umano e possiedono un patrimonio genetico molto più ricco del nostro, per questo secondo ultimissime ricerche si potrebbe presumere che **molti dei nostri comportamenti, atteggiamenti emotivi e condizionamenti alimentari siano indotti da questi ultimi**.

"Prostatite, guarigione o pazzia?"

.........ricordi il titolo del libro?

Per molti ricercatori così il microbiota influenza direttamente la nostra qualità di vita, i pensieri, le nostre abitudini alimentari, il nostro modo di agire, il nostro metabolismo. Per questo motivo è importante curare e nutrire bene il microbiota evitando il suo danneggiamento attraverso l'utilizzo di antibiotici, germicidi, cibo con conservanti, eccessiva pulizia e una cattiva alimentazione. Inoltre si è scoperto che i batteri (sia simbionti che non) <u>sono in grado di influenzare la mente</u> attraverso sostanze che inviano al Sistema Nervoso Centrale. Quindi si può dire a buona ragione che l'influenza del microbiota nella nostra vita abbia certamente parecchio peso.

"L'intestino è il secondo cervello dell'essere umano"

Nell'intestino ha sede il sistema nervoso enterico che è formato da cento milioni di neuroni: esso trasmette le proprie emozioni e sensazioni viscerali proprio tramite la rete di neuroni e permette all'organismo di svolgere la digestione ed altre funzioni complesse senza che il cervello intervenga direttamente. Secondo la scienza e secoli di ricerche si sa già che i segnali provenienti dalle diverse parti del corpo vengono inviati al cervello e poi eleborati dalle sue aree specifiche. A livello fisico, cervello e intestino sono collegati dall'affascinante **nervo vago**: esso parte dal midollo allungato e arriva fino allo stomaco. Cervello e intestino si trovano abbastanza lontani l'uno dall'altro e hanno di conseguenza anche una collocazione diversa ma molti recenti e uno dei primi studi (2013) che riportano gli effetti benefici di una terapia intestinale sul cervello confermano che:

"Se l'intestino sta bene, anche il cervello sta bene e quindi noi siamo felici."

Come fare a sapere se al tuo interno possiedi un microbiota integro, ben colonizzato da batteri buoni e che ti possa permettere il corretto espetamento delle tue normali funzioni fisiologiche? Scoprirlo sarà semplicissimo: naturalisti e medici tradizionali concordano sul fatto che un uomo o una donna con un intestino in salute <u>non dovrebbero avere bisogno di carta igienica dopo ogni evacuazione.</u> L'argomento ti sembrerà poco igienico e/o volgare ma se vorrai avere un colon in perfetto equilibrio ti dovrai impegnare ad arrivare nella condizione di non usare carta igienica, o per lo meno usarne pochissima!

Cambiamo per un attimo argomento.

All'inizio abbiamo accennato al fatto che il colon irritabile sia collegato a stati di ansia, stress e/o malesseri psichici della persona. Molti medici allopatici non vengono neanche sfiorati da tale pensiero e si limitano a curare l'ansia del paziente con farmaci di sintesi spesso molto invasivi. Ebbene, non dovrebbe essere così: arrivano infatti le prime ricerche scientifiche che collegano il benessere dell'intestino e del colon a quello psichico della persona.

A confermarlo è uno studio condotto da molti ricercatori presso l'Università di Cork (Irlanda). Tale studio ha rilevato un collegamento tra alcuni regolatori dei geni nel cervello (detti microRNA), che giocano in ruolo primario nell'ansia e nelle malattie correlate, e i batteri presenti nell'intestino dell'ospite.

Gli autori dello studio, pubblicato sulla prestigiosa rivista scientifica *Microbiome*, hanno studiato il comportamento di alcuni topi da laboratorio e hanno scoperto che i microRNA cambiavano radicalmente negli animali liberi da microbi buoni. Questi topi erano tenuti in una bolla sterile e libera da germi e mostravano di norma ansia, deficit nella socialità e nella cognizione e comportamenti simili alla depressione. In particolare, le zone più influenzate negativamente erano l'amidgala, che gestisce le emozioni, e la corteccia prefrontale, legata fra l'altro all'espressione della personalità, all'iniziativa ed alla capacità di prendere delle decisioni. Secondo la scienza tutte e due le aree coinvolte sono chiamate in causa nello sviluppo di ansia e depressione.

I microbi intestinali così sembrano avere un ruolo chiave sui microRNA nell'amigdala e nella corteccia prefrontale secondo Gerard Clarke, tra gli autori dello studio, e ciò è fondamentale perché essi possono influenzare i processi fisiologici necessari per il buon funzionamento del sistema nervoso centrale e delle regioni del cervello (come appunto l'amigdala e la corteccia prefrontale) che sono fortemente implicate nello sviluppo di **ansia e depressione.**

Gli stessi ricercatori dell'Università di Cork in precedenza avevano anche scoperto come i probiotici fossero in grado di ridurre lo stress e migliorare le funzioni mentali, cognitive e la memoria negli umani, oltre a diminuire o far scomparire l'ansia. Si ma quali sono i batteri utili all'organismo umano?

Il Lactobacillus acidophilus è un batterio Gram-positivo, non sporigeno. È in grado di produrre acido lattico come maggior prodotto della fermentazione del glucosio e sostenze antibiotiche per tutte le patologie umane. Ha notevoli effetti benefici per l'uomo, quali la produzione di composti inibitori della crescita di altri microrganismi patogeni e l'eliminazione delle tossine prodotte da batteri proteolitici.

È necessario per sintetizzare la vitamina B nel colon (intestino crasso). I batteri lattici, in generale, tengono sotto controllo i batteri della putrefazione del latte.

Il trattamento termico di pastorizzazione del latte contribuisce ad abbattere la carica microbica di questo batterio. Per questo motivo alcuni produttori aggiungono successivamente preparati probiotici contenenti batteri appartenenti ai generi Bifidobacterium e Lactobacillus al latte, al fine cioè di avere prodotti in grado di apportare effetti benefici al consumatore come il Kefir o prodotti con differenti nomi commerciali di proprietà delle varie aziende.

Conosci già i fermenti lattici, ammesso che il medico o il farmacista di fiducia te li abbia mai consigliati? Bene, da ora in poi saranno i tuoi preziosi alleati durante il percorso di disintossicazione/guarigione.

Cerca in farmacia o parafarmacia i fermenti lattici con la più alta carica di batteri Lactobacillus acidophilus e comincia il ciclo seguendo le indicazioni scritte sulla confezione.

Tali fermenti lattici ci accompagneranno per parecchio tempo durante il periodo di dolce disintossicazione. perchè forniranno al nostro Colon infiammato ed **infettato da microrganismi patogeni** delle dosi di batteri buoni cosi' da accompagnarlo nel ripristino del normale equilibrio.

Si potrano aumentare le dosi anche a due capsule alla volta.Il nostro omotossicologo ci ha consigliato di farlo . Voi chiedete sempre parere al vostro medico anche se come vedete hanno ingredienti assolutamente naturali e non hanno controindicazioni.

Sarà possibile protrarne l'assunzione per oltre 2 mesi per poi sospendere per un mesetto o poco meno e per poi ricominciare un altro ciclo. E' come se mangiassimo 2/3 vasetti di yogurt al giorno ma senza gli effetti dannosi che tale alimento puo' causare dovuto alla presenza del latte vaccino.-

Infatti la nostra esperienza con lo yogurt ci permette di consigliarne NON PIU' DI DUE VASETTI A SETTIMANA MA CHE SIA DI QUELLO BIANCO MAGRO e con FERMENTI LATTICI VIVI, anche quelli non di

marca vanno bene non preoccuparti (vedi sempre e comunque l'etichetta).
Non vanno acquistati yogurt alla frutta, tu stesso ti accorgerai dagli ingdredienti riportati in etichetta della presenza di molti additivi e zucchero aggiunti insieme a quel poco di frutta presente nel vasetto. Se si vorrà rendere piu' gradevole e meno acido lo yogurt magro si aggiungerà al vasetto un cucchiaino scarso di ZUCCHERO DI CANNA o di MIELE (questi saranno da ora in poi i fedeli sostituti dello **zucchero bianco dannoso**) e qualunque tipo di frutta di <u>stagione</u> tu desideri.

Non c'è alcuna marca pubblicizzata in tv che tenga confronto con la prelibatezza che ci prepareremo assolutamente naturale e ad un quinto del costo delle marche piu' pubblicizzate.
Anzi ricorda: se lo pubblicizzano in tv <u>NON COMPARLO</u>! Non solo lo yogurt, ma qualunque prodotto propinato dalle multinazionali.

Aiuterai portafoglio e pianeta.

Veniamo adesso ad un "organo" chiave o meglio ad un'altra ghiandola molto importante ed essenziale per il benessere di tutta la persona che se danneggiata potrebbe non solo dare problemi digestivi ma davvero compromettere lo stato di salute del suo ospite. Viene descritta e annoverata in questo libro perchè il suo buon e corretto funzionamento è legato direttamente alla guarigione di colon ed intestino. Diciamo che questa ghiandola ed il sistema enterico dell'organismo ospite devono lavorare in perfetta sinergia senza alterazioni di sorta delle loro funzioni o del loro microbiota: il fegato.

IL FEGATO

Il fegato non è un organo bensì è come detto una ghiandola, chiaramente la più grande del corpo umano: pesa circa 1/ 1,5 Kg. E ha una lunghezza di 23-30 cm. Esso è fondamentale per il metabolismo degli animali e quindi degli umani. È strettamente collegato all'apparato digerente e svolge quindi molteplici funzioni utili sia alla digestione che di difesa e disintossicazione dell'organismo con conseguente eliminazione delle sostanze tossiche.
Un corretto stato di salute del fegato è perciò indispensabile al mantenimento delle buone condizioni dell'intero corpo umano.

Il fegato è costantemente irrorato dal sangue che viene trasportato in loco dall'arteria epatica, il principale vaso arterioso del fegato. E' uno dei primi elementi a svilupparsi dopo il concepimento, si forma nella fase embrionale a partire dall'intestino medio e nel feto è responsabile della produzione dei globuli rossi.
Essendo appunto una ghiandola fa parte del sistema endocrino della persona, il sistema che si occupa della produzione degli ormoni. Il fegato produce anche la bile, secreto essenziale per la digestione dei grassi.
Nel fegato risiede anche il più importante deposito di glicogeno, esso costituisce la principale riserva degli organismi animali; si accumula nel fegato e nei

muscoli e viene poi utilizzato sia per mantenere normale i livelli di glicemia sia per la produzione di energia e quindi per l'eventuale lavoro muscolare.
La riserva di glicogeno nel fegato rappresenta circa il 7% del peso totale della ghiandola.

Il fegato è una parte molto preziosa del corpo ma allo stesso tempo alquanto vulnerabile, il suo continuo "insulto" con fumo, abuso di alcol, stress, infezioni virali, farmaci ed eccesso di grassi nell'alimentazione potrebbe provocare danni anche irreparabili e disfunzioni importanti nella persona.
La cirrosi epatica ad esempio è l'effetto di un'infiammazione cronica causata da abuso di alcool o altri problemi che sarà capace di distruggere gli epatociti (cellule del fegato) e causare così cicatrici che riducono a volte in modo anche irreversibile la funzionalità del fegato stesso. L'accumulo di trigliceridi in esso porta inoltre alla cosiddetta steatosi epatica, definita comunemente come fegato grasso, disturbo molto comune a causa delle moderne e spesso errate abiutudini alimentari.

Attenzione: ad oggi non esiste nessun rimedio medico utile quando il fegato risulta danneggiato gravemente; perciò ti consiglio vivamente uno stile di vita alquanto equilibrato e che comprenda al suo interno come più volte detto una alimentazione povera di grassi e ricca di frutta e verdura di stagione, un sano movimento con attività fisica costante e leggera e l'eliminazione sia di alcol che di fumo.

Le patologie del fegato dovute ad un eccesso di alcol si ripercuoteranno anche sul sistema enterico e

causeranno quindi una pericolosa disbiosi intestinale.
Appunto la ghiandola fegato è strettamente collegata
al colon e intestino. Si stima che in caso di danni al
fegato vi sia un arricchimento nella concentrazione di
Enterobacteriaceae e una riduzione di Bacteroidetes e
Lactobacillus associata ad un altrettanto pericolosa
crescita della Candida (vedi capitolo dedicato a
sottolineare ulteriormente l'importanza e il potenziale
dannoso di questo fungo). È importante inoltre
ricordare come l'alterazione batterica indotta da un
uso prolungato di alcol sia reversibile solo in parte
attraverso il supplemento di probiotici e, ovviamente,
la sospensione IMMEDIATA del suo consumo.
Rifletti perciò cortesemente su questa possibilità
limitando il consumo di una birra o un buon bicchiere
di vino rosso solo in casi diradati nel tempo in modo
che il fegato abbia modo di smaltire la tossina
rappresentata dall'alcol!

La ghiandola fegato è essenziale anche nel
metabolismo delle proteine e nella riduzione dei loro
scarti tossici insieme a molti altri veleni e tossine
accumulati nell'organismo. Le sue cellule, chiamate
appunto epatociti, sono una vera e propria centrale di
smaltimento di trigliceridi, grassi, colesterolo e
elementi tossici vari.

Il fegato come detto produce la bile, un liquido di
colore giallo scuro, per la maggior parte costituito da
acqua e acidi biliari. Essi consentono la digestione dei
grassi e delle vitamine A, K ,E D, che si sciolgono nei
grassi (queste sono chiamate appunto vitamine
liposolubili).
La bile prodotta dal fegato transita in buona parte nel

duodeno ed in parte nella cistifellea, quest'ultima funge da magazzino di riserva sino al momento in cui i grassi arrivano dallo stomaco all'intestino. A questo punto viene riversata dalla cistifellea all'interno del duodeno al fine di provvedere alla sintesi dei grassi. L'ittero è la condizione in cui per l'eventuale presenza di calcoli i sali biliari permangono purtroppo nel fegato. Il sintomo più evidente è l'innaturale colorazione giallastra della pelle del malcapitato.

Dentro il fegato vengono anche immagazzinati minerali e vitamine come ferro, rame e vitamina B12 e come accennato il glicogeno. Il fegato svolge, pertanto, anche un ruolo nella modulazione dei livelli di zuccheri nel sangue (glicemia). Ha un ruolo anche nella conservazione e modulazione degli equilibri metabolici del corpo, tramite lo smaltimento dell'insulina e serve a trasformare quando servono anche le proteine in energia.

Quello comunque che a noi più interessa, nel nostro percorso di disintossicazione che mira al benessere è soprattutto che il fegato andrà massimante curato e preservato dai potenziali danni perchè è un vero e proprio "filtro" anti-veleni, è una ghiandola strategica in una una posizione altrettanto fondamentale per l'intero nostro sistema immunitario che per la maggior parte risiede come detto nell'intestino.
Le cellule del fegato possiedono altresì come detto caratteristiche utili per la neutralizzazione di sostanze e scarti tossici, residui di farmaci e altri inquinanti del corpo; esso smaltisce anche i globuli rossi danneggiati ed ospita le cellule specializzate nel riconoscere gli agenti patogeni. Sono le cosiddette cellule di Kupffer,

macrofagi abitanti del fegato che, oltre a fungere da "depuratori" del sangue che arriva agli epatociti servono a rimuovere le cellule del sangue stesso invecchiate o danneggiate, supportando così l'azione della milza. Le cellule di Kupffer hanno così un ruolo di "sentinella", supportando quindi il sistema immunitario ad intervenire in presenza di pericoli tossici per l'organismo.

Esiste quindi un asse fegato-intestino. Ultimissime ricerche hanno infatti sottolineato come sia particolarmente ricca e costante la comunicazione tra fegato e microbiota intestinale e di come un'alterazione di quest'ultimo sia coinvolta nello sviluppo e/o progressione di patologie del fegato di varia severità. L'asse fegato-intestino andrà quindi particolarmente attenzionata in presenza di grave disbiosi intestinale. In questa situazione infatti, l'integrità della barriera intestinale risulterà seriamente compromessa permettendo purtroppo e come detto più volte il passaggio nel torrente ematico di diverse tossine, scarti metabolici mal digeriti e microorganismi e sostanze potenzialmente dannose per l'intero organismo. Fegato e intestino pertanto sono tra loro collegati e comunicano intensamente ed in maniera bidirezionale;
Numerose patologie del fegato, alcoliche e non, si è studiato che presentano appunto una disbiosi intestinale e addirittura e di conseguenza un'alterata permeabilità intestinale.
Perciò comprendere la correlazione alla base di queste patologie che stanno diventando sempre più diffuse e che coinvolgono quindi anche il microbioma intestinale potrebbe consentire una più veloce guarigione e un ritorno ad una altissima qualità di vita.

Alla fine sappi che un fegato danneggiato potrebbe avviare l'innesco di una evento infiammatorio che andrà a concludersi, se non trattato, con la trasformazione irreversibile del tessuto epatico stesso. Abbi perciò cura del tuo intestino e del tuo fegato, ne va della tua salute!

E adesso ti erudirò su un'altra importante nozione che nessun cardiologo o per lo meno quasi nessuno di questi specialisti ti dirà mai: nella ipertensione arteriosa un malfunzionamento della ghiandola fegato sarà direttamente coinvolto nel pericoloso innalzamento della pressione sanguigna. Ebbene sì, una intossicazione o più volgarmente un intasamento del fegato potrà fare aumentare sia la pressione epatica che l'intera pressione arteriosa dell'uomo o della donna che ne soffre a causa delle cicatrici magari cratesi nella ghiandola per pregresse infiammazioni o infezioni della stessa o per un attuale insulto ancora in atto. Disintossicare il fegato porterà pertanto importanti benefici e giovamenti non solo sulla persona e sul suo intestino ma anche sulla pressione arteriosa evitando con il tempo danni ben più gravi alla salute e ad altri organi.
Fai tesoro di questa nozione, ti servirà sicuramente e magari potrai anche far del bene verso qualcuno che soffre di questa patologia invitandolo/a ad attenzionare il suo fegato o alla lettura di questo libro. Se sarà arrivato il suo momento procederà con il passo verso la guarigione altrimenti il suo percorso sarà ancora lungo e l'alta qualità di vita cui miriamo sarà per lui o lei ancora lontana.

Diversi sono gli alimenti ed integratori che svolgono un effetto protettivo e disintossicante sulle cellule epatiche, potrai tranquillamente inserirli, meglio se crudi nella tua alimentazione: mirtilli, ribes, carote, carciofi, mele, succo di mela, limone, curcuma, aglio sono tra gli alimenti e le spezie di elezione che potranno venire in aiuto del fegato. Bardana, tarassaco, cardo mariano, selenio, acetilcisteina, vitamina C e glutatione le sostanze che potrai trovare sotto forma di integratori di supporto alla salute e disintossicazione della ghiandola.

E mi raccomando, eccoti un ulteriore consiglio: quando acquisterai qualsiasi tipo di integratore alimentare dovresti stare lontano da quelli che contengono magnesio stereato, biossido di titanio, biossido di silicio e qualche altro dannoso additivo aggiunto come conservante o come coadiuvante di un rilascio ritardato dei principi attivi. Ultimi e recenti studi stanno concentrando un focus non proprio favorevole su questi additivi considerati nemici della salute, alcuni addirittura con un potenziale cancerogeno.-

IL KEFIR, i fermenti probiotici a costo zero

KEFIR D'ACQUA COSA E' COME SI PREPARA

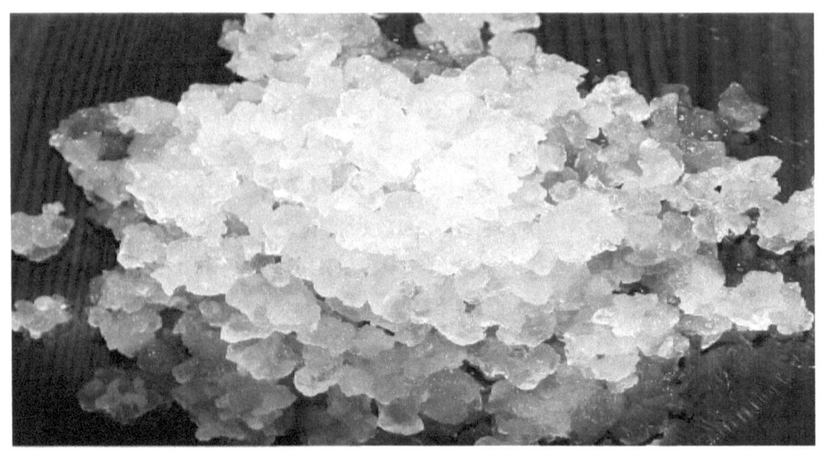

Parliamo in questa sezione di un prodotto conosciuto da millenni e considerato elisir di lunga vita e rimedio per molti disturbi perchè una miniera di batteri benefici: Il kefir d'acqua. Esso è **un'ottima bevanda probiotica adatta a tutti, anche ai vegetariani e ai vegani** ed è particolarmente indicata nella sindrome del colon irritabile e laddove vi siano infiammazioni, anche croniche. Inoltre, **non contiene il glutine** ed è adatto anche al consumo da parte dei celiaci. Ma il principale motivo del consumo di kefir d'acqua da parte dei vegani, di chi soffre di colite, prostatite e di coloro che sono intolleranti al lattosio è il fatto che il kefir d'acqua contiene probiotici, i migliori amici per il rafforzamento di tutto sistema immunitario. E non solo; è stato dimostrato scientificamente e con molte testimonianze che il consumo regolare, di almeno 1lt. di kefir d'acqua al giorno aiuta a guarire alcune delle malattie autoimmuni come, per esempio, la malattia di Chrohn. Nelle popolazione caucasiche, abituali consumatori di kefir, l'incidenza di malattie autoimmuni o cancro al colon è molto più bassa rispetto all'Europa. Dopo una

settimana di consumo costante le evacuazioni diventeranno incredibilmente regolari con normale consistenza delle feci. È davvero una bevanda miracolosa.
La bevanda dopo la fermentazione acquisisce una bassissima gradazione alcolica che dona benessere e fa bene al cervello. Viene usato con successo come blando antidepressivo o semplicemente per migliorare i tono dell'umore.

Consuma il kefir, avrai sempre una marcia in più nel lavoro e nella vita!

Per la preparazione di 1 lt di kefir d'acqua serve soltanto:

- 1l di acqua naturale meglio se non clorata (acqua in bottiglia o depurata)
- 2 cucchiai scarsi di zucchero naturale
- ½ limone biologico
- 1 frutto secco (1 albicocca, 1 fico, 1 prugna o quello che ti piace)
- 1 barattolo di vetro o una caraffa. L'importante che abbia capienza di 1 litro e restino almeno tre dita di spazio per la fermentazione
- tre cucchiai scarsi di kefir, basterà cercarli online anche sul famoso sito di aste

In un contenitore trasparente, versare 1 lt. di acqua naturale e lo zucchero naturale di canna.

- Mescolare finché lo zucchero non si sia sciolto ma non troppo energicamente.

- Introdurre i grani del kefir, il limone e il frutto secco.
- Lasciare nel contenitore a temperatura ambiente per 48h.
- Alla fine del processo filtrare con un colino. Mettere la bevanda ottenuta in una bottiglia di vetro e consumare a temperatura ambiente o conservare in frigo per 2 giorni. Per ricominciare il processo rimuovere a mano dolcemente eventuali residui di limone o noccioli e sciacquare delicatamente e molto brevemente con acqua pulita NON CLORATA. Alcuni non sciacquano ma ricominciano il processo senza lavatura. Io ti consiglio di versare sui grani mentre sono nel colino un po' d'acqua pulita ma non trattata.

Non utilizzare il tappo nel barattolo, al massimo appoggiarlo sopra in quanto la fermentazione produce anidride carbonica. Oppure in alternativa utilizzare un canovaccio pulito con cui ricoprire il barattolo e un elastico da cucina per stringerlo, permettendo in questo modo ai grani kefir d'acqua di respirare e moltiplicarsi al meglio. La fermentazione può avvenire a temperatura ambiente. La prima fermentazione post spedizione è consigliata farla andare a vuoto (non consumare il prodotto finito), sia per questioni igieniche post spedizione che per far rivitalizzare i grani.

Per rallentare il processo di fermentazione, si può lasciare il Kefir d'acqua nel frigorifero. Se si vuol fare una pausa dal kefir, preparare l'acqua zuccherata e lasciare il tutto nel frigorifero. Si mantiene per una settimana (non bere l'acqua di questo kefir). I grani in eccesso potranno essere utilizzati come fertilizzanti

per le piante o buttati nel wc in modo da purificare e fortificare le fosse biologiche. Il kefir d'acqua, se non gradito da solo, anche se aromatizzato naturalmente, può essere utilizzato come base per tanti centrifugati e frullati fatti con frutta e/o verdura fresca.
Consumarlo abitualmente può sostituire l'assunzione dei fermenti lattici in quanto colonizzerà il nostro colon con i batteri buoni di cui è ricco. Esiste anche il Kefir di latte, che ha una carica di batteri buoni superiore a quello d'acqua e può essere un valido sostituto dello yogurt.

L'inulina, la fibra dei miracoli

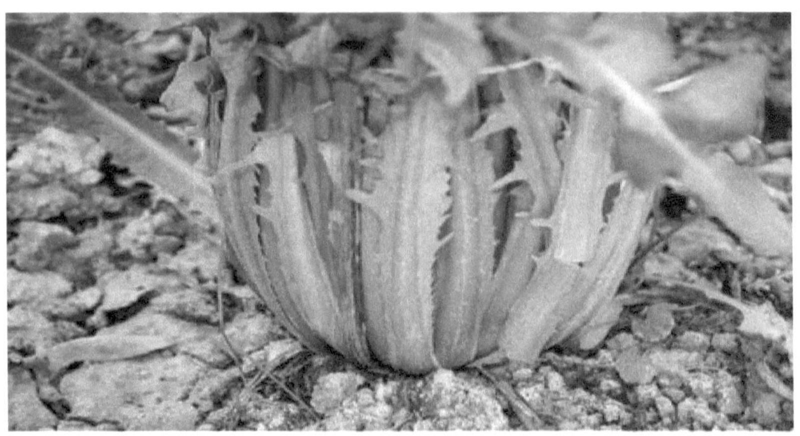

Dopo aver parlato del microbiota, dei suoi "abitanti" e di alcuni probiotici passiamo adesso in rassegna un altro utile comparto del complesso mondo che gira intorno al colon: i **prebiotici**. *L'inulina*, una di questi, è uno zucchero semplice (oligosaccaride: la principale caratteristica degli oligosaccaridi è quella di essere formati da poche unità ripetitive di monosaccaridi) estratto generalmente dalle radici di cicoria ma anche dall'agave. Ha un potere dolcificante ma con un indice glicemico piuttosto basso. Secondo recenti ed aggiornati studi essa ha il potere di aiutare in modo consistente l'intestino ed il colon con una veloce e utile azione antinfiammatoria, depurativa e coadiuvante per la crescita del micorbiota umano autoctono dell'organismo ospite che la assume. Essa pertanto è capace di modificare positivamente la microflora intestinale poichè favorisce la rigogliosa moltiplicazione di Bifidobatteri e Lattobacilli utili come detto per il benessere del colon **incrementando anche l'assorbimento del magnesio e del calcio nel corpo.** Influenza, moderandoli, i livelli di glucosio nel sangue riducendo anche la concentrazione del colesterolo cattivo. Ha quindi anche un portentoso effetto **ipoglicemizzante** e/o insulino-stimolante. E' davvero una fibra miracolosa con effetti anticancro e con la sua fermentazione promuove anche la formazione dell'acido butirrico un altro potente disinfiammante della mucosa intestinale. L'inulina è contenuta in molti integratori di libera vendita presenti in commercio, soprattutto quelli composti con fermenti lattici, perchè come detto ne amplifica l'effetto. Sarà possibile assumerla, previo consulto con il proprio medico o farmacista anche in forma pura, nella dose, all'inizio di mezzo cucchiaino due volte al giorno per poi arrivare ad un cucchiaino scarso. Secondo la tollerabilità del singolo potrebbe innescare in un primo tempo meteorismo, flautolenza o leggeri dolori allo stomaco: in questi casi diminuirne le dosi per riprenderle gradualmente dopo qualche giorno. Secondo il grado di irritazione del tuo colon l'inulina, questa portentosa fibra, potrebbe davvero dare una veloce mano a disinfiammare tale organo donandoti un immediato e repentino benessere.

****

Apriamo ora una ulteriore piccola parentesi che riguarda il tono **dell'umore**: Nella Prostatite, il "protocollo medico-allopatico" prevede spesso la prescrizione di ansiolitici od anche antidepressivi per "aiutare" il paziente che soffre perchè spesso essa è come abbiamo più volte detto causa di ansie o depressione. Da qui il titolo del libro: Prostatite, guarigione o pazzia. Questi farmaci daranno anche una mano a risollevare un po' il morale del paziente ma essendo appunto preparati chimici non faranno altro che intossicare ulteriormente il nostro Colon e quindi la nostra Prostata. In questo periodo inoltre, soprattutto eliminando tabacco e caffè (le "droghe" che ci hanno accompagnato per anni) ci si potrà sentire di conseguenza ancora di più giu' di tono.

Ecco che in tal caso verrà in aiuto un alimento solitamente bandito dai protocolli di disintossicazione perchè zuccherato e considerato irritante ma che se assunto con moderazione ogni tanto , soprattutto al mattino al posto del caffè **nella dose di uno o due quadratini** potrà dare una bella sferzata di positività e una <u>bomba di antiossidanti</u> alle nostre giornate: **il Cioccolato Fondente.**

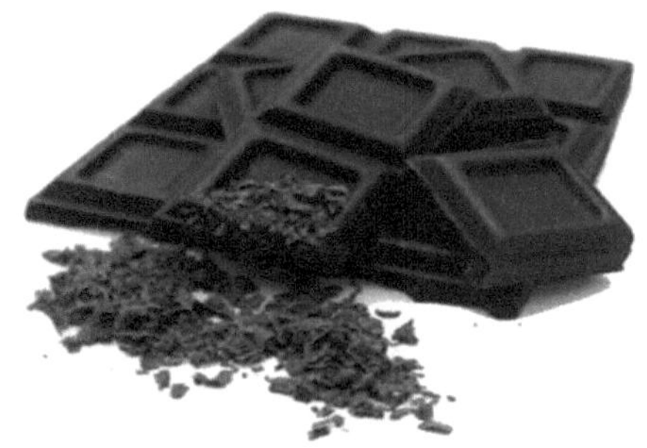

Raccomandiamo che sia con un **contenuto in cacao di almeno il 70 %** per sfruttarne appieno le proprietà

antiossidanti e meglio se biologico e con **zucchero di canna**. Null'altro aggiunto. Va cercato nei migliori supermercati o
discount.
La bomba di antiossidanti contenuti in quest'ultimo, nella frutta, nel succo di mirtillo ed altri alimenti che consiglieremo fungeranno da potenti antinfiammatori per la Prostata Infiammata in modo da bilanciare così la mole di radicali liberi prodotti dall'infiammazione cronica.
Forza allora......con questi ottimi alleati Vinceremo!

Tornando a quanto scritto sopra ti ricordo , una volta smesso di fumare (**si, ne parlo proprio come se fosse facile, perchè so che è possibile**), rimosso le amalgame e pulito il colon con almeno 10 giorni di polvere di Psyllium consigliamo di assumere un prodotto forse poco conosciuto ma efficacissimo per molte patologie.

L'IPERICO o ERBA DI SAN GIOVANNI

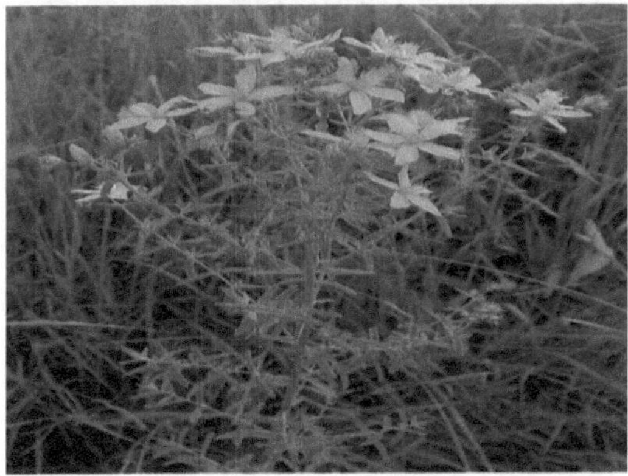

Considerato un vero portento o meglio un vero e

proprio miracolo della Natura questa straordinaria
pianta potrà davvero accompagnarti nel percorso di
dolce disintossicazione aiutandoti a tenere molto alto il
morale e sviluppare pensieri sempre e costantemente
positivi, cosa che aiuterà la guarigione e il benessere
psico-fisico definitivo.
Viene esaltata anche in questa sede perchè il suo
impiego è stato recentemente testato nei pazienti
affetti da colon irritabile e correlata prostatite negli
uomini. In seguito ai risultati infatti ottenuti sembra
che l'Iperico modulando i livelli di serotonina e di
conseguenza lo stress psicologico interverrebbe anche
sui disturbi che si manifestano secondariamente a
livello fisico quindi anche sul colon e attigua ghiandola
prostatica. In buona sostanza, si è visto che i pazienti
trattati con questa pianta hanno manifestato grossi
miglioramenti sugli episodi di stitichezza o diarrea ed
anche di gonfiore addominale, crampi e fastidi
generalizzati, tutti sintomi riconducibili alla sindrome
da colon irritabile. Dai test effettuati infatti si è potuto
constatare che l'efficacia rispetto ai pazienti trattati col
solo placebo è stata significativamente maggiore. Ma
vediamo di capire meglio le proprietà dell'Iperico o
Erba di San Giovanni.

*"Nella natura tutto il mondo è una farmacia
che non possiede neppure un tetto."*
(Philippus Aureolus Theophrastus Bombastus
von Hohenheim,
detto Paracelsus, o Paracelso)

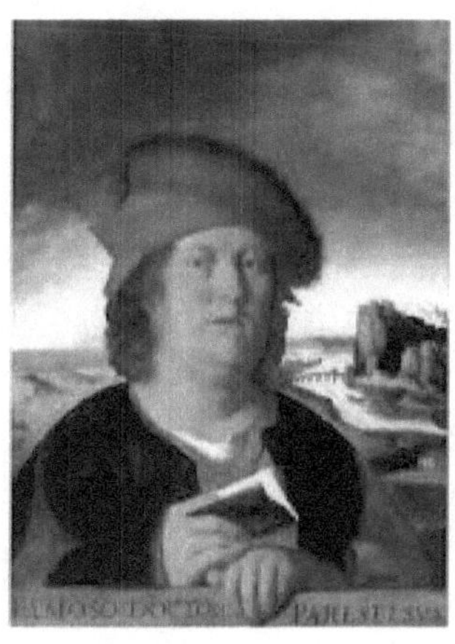

Grazie alla sua azione naturalmente antidepressiva e calmante nei confronti del sistema nervoso, l'iperico sarà certamente un valido aiuto in periodi di forte stress e in cui ci si sentirà parecchio giù d'umore, o per i soggetti magari inclini ad attacchi di panico o di vera e propria ansia.

Dato quindi che l'iperico aiuterà ad avere un atteggiamento mentale positivo, questa pianta viene spesso consigliata da professionisti fitoterapici come sostegno per l'umore o quando addirittura si decide di smettere di fumare. Conosciuta e consigliata tuttavia anche dai medici allopatici spesso questi la prescrivono per allontanare il paziente dagli antidepressivi di sintesi dopo un primo percorso di cura con i famaci chimici.

Vediamo di focalizzare di quale pianta si tratta e conoscere qualche cenno storico.
Probabilmente anche a te sarà capitato di vedere in campagna o in qualche prato ad inizio primavera o con i primi caldi dei fiori di un bellissimo colore tendente al giallo intenso che secondo antichi usi si dovrebbero

raccogliere precisamente il 24 giugno, giorno dedicato appunto a San Giovanni.

Tradizione popolare vuole, infatti, che le erbe e i doni della natura raccolti in questa notte abbiano un prodigioso potere curativo e siano in grado di allontanare parecchie malattie. E raccogliendole esattamente nel giorno in cui si ricorda San Giovanni tutte le loro proprietà sarebbero esaltate e amplificate ulteriormente.

Nello specifico, sono proprio le sommità fiorite dell' Iperico a conferirgli le magnifiche proprietà terapeutiche di cui può vantarsi: in particolare esse sono riconducibili al mix di complessi fitoterapici rappresentato principalmente dai flavonoidi, come l'ipericina, la quercetina la rutina, ed anche l'iperoside. Tra le proprietà più note e dimostrate **dell'Iperico** c'è quindi in primis la sua conclamata capacità di combattere gli stati depressivi lievi e/o ansiosi.

Questa pianta è infatti considerata come detto un potente coadiuvante del buon umore ed un blando antidepressivo naturale e se andrà utilizzata da sola o in combinazione con altri rimedi erboristici (come ad esempio la valeriana o la passiflora) potrà dare un grosso aiuto ai problemi legati all'umore ed anche, ai disturbi legati all'insonnia, attacchi di panico e/o ansia.

Sembrerebbe che la potente azione coadiuvante del buon umore dell'erba di San Giovanni, confermata come anticipato anche da diversi studi scientifici in merito, sia dovuta in particolare alla sua eccellente capacità di aumentare in modo assolutamente naturale i livelli di serotonina in corpo oltre che, in caso di disturbi del sonno, a quella di regolare la produzione di melatonina responsabile come sappiamo di una corretta regolazione dei ritmi sonno-veglia umani. Risulta addirittura utile anche nel trattamento delle enuresi notturne nei bambini o nel trattamento delle paure infantili.

Fin da tempi remoti si tramanda inoltre da generazione in generazione che l'Iperico si possa utilizzare per trattare ustioni, tagli o ferite infette e non: possiede infatti altre miracolose proprietà con un comprovato potere cicatrizzante e rigenerativo nei confronti di pelle e tessuti.

E' utilizzato con successo anche nel trattamento delle forme infiammatorie delle vie genito-urinarie, dei bronchi, contro la tosse e contro la cistite, grazie alla sua portentosa attività balsamica, anticatarrale, antibatterica, e antiflogistica (gli edemi prostatici potranno beneficiarne molto in tal senso).

Famose anche le doti antimicotiche, antivirali, antibiotiche, e antisettiche dell'Iperico; esso viene spesso usato come ingrediente di creme o oli antidolorifici e disinfettanti da applicare in loco in caso di traumi o lacerazioni infette.

Va quindi sottolineato e ribadito che la pianta o erba di San Giovanni potrà tornarti oltremodo utile nel percorso di dolce disintossicazione o per calmare spasmi e dolori vari legati alla sindrome da colon irritabile lavorando appunto questa sul sistema nervoso che è una concausa dei capricci di colon e prostata.

Per quanto riguarda i maschietti evidenziamo infatti che, essendo l'ultima parte del colon-retto attigua alla ghiandola prostatica la condizione di infiammazione cronica e non di un colon irritato è spesso come detto responsabile di una conseguente infiammazione degli organi circostanti, delle fasce muscolari attigue e di conseguenza della ghiandola prostatica con probabili e conseguenti episodi di depressione e ansia accusati dai pazienti uomini.

Ecco spiegato perchè soprattutto questi potrebbero essere vittime di depressione in seguito a colon irritabile e conseguente prostatite o viceversa...come vedi si entra proprio in un circolo vizioso.

Capire e comprendere perciò questo meccanismo di concausa e prendere le dovute precauzioni in merito sarà propedeutico ad un eccellente incremento della propria qualità di vita.

L'inazione invece causerà una pericolosa perdita di magnifici momenti di benessere e serenità psico-fisica.

Sei pronto o pronta dunque ad avere ogni giorno una marcia in più e un umore stabile e ottimistico senza l'uso dei farmaci chimici che vengono spesso prescritti in caso di colite o prostatite?

Attenzione però, va anche segnalato che l'assunzione di Iperico potrebbe dare anche qualche controindicazione soprattutto se preso in concomitanza con altri farmaci o in alcuni stati fisici come la gravidanza, per cui se ne raccomanda l'uso o l'assunzione sempre dopo aver interpellato il proprio medico o farmacista di fiducia.

La Zeolite attivata o Zeolite Clinoptilolite

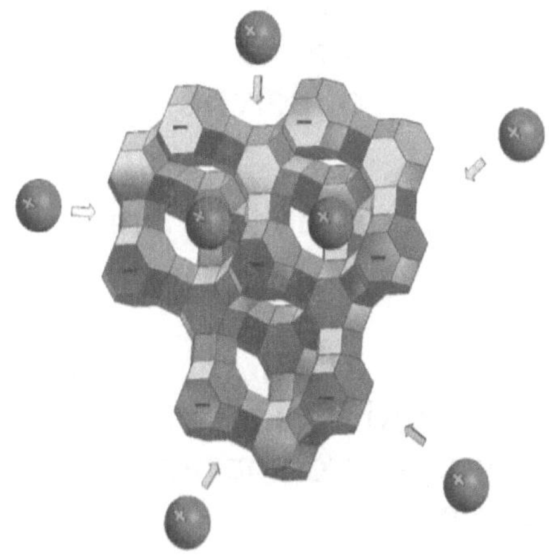

Una volta acquistata si potrà assumere secondo le indicazioni riportate in confezione o date dal medico o farmacista, ammesso che la conoscano.

La zeolite, soprannominata "**lo spazzino dell'organismo**" possiede la grande capacità di assorbire tossine, metalli pesanti, pesticidi e micotossine.

Una volta entrata nel nostro organismo e arrivata nel tratto gastro-intestinale non solo non è tossica ma non viene neppure assorbita, svolge infatti il suo lavoro all'interno dell'intestino, grazie ad un reazione chimica naturale. La zeolite possiede una struttura cristallina a carica negativa e quindi assorbe i cationi, ovvero le sostanze che hanno carica positiva, tra queste appunto metalli pesanti, nitrosamine e ammonio.

Ottime potenzialità ha poi la zeolite nel **preservare l'organismo dai danni dei radicali liberi** grazie alle sue doti antiossidanti ed inoltre, grazie alla riduzione di ioni ammonio all'interno del corpo, assumere zeolite favorisce la concentrazione, diminuisce il senso di stanchezza, aumenta la resistenza fisica e riduce l'acido lattico. Ecco perché spesso la assumono gli sportivi.

LA ZEOLITE è acquistabile online o in farmacia o erboristeria.

E' un dispositivo medico brevettato senza controindicazioni. Chiedi info al medico di fiducia, ammesso, come detto sopr che la conosca o si sia documentato in merito.

Ribadiamo che **per assumere la Zeolite <u>non</u> devono essere presenti le amalgame dentali in bocca e si è già dovuto smettere di fumare.**Invece psyllium e fermenti vanno presi fin da subito.La Zeolite eliminerà i metalli pesanti e molti altri inquinanti dal corpo aiutando la dolce disintossicazione. E' un portento. All'inizio si sentirà lo stomaco un po' tirare, se è sopportabile ultimare l'assunzione per 10 giorni altrimenti smettere uno o due giorni per poi riprendere.
Lo stato di malessere dipenderà dalla quantità di inquinanti e radicali liberi che la Zeolite andrà a "spazzare".
Se un giorno inoltre si sarà piu' liberi da impegni e si vorrà fare una bella pulizia piu' profonda **per volerci bene** assumere, sempre lontano da pasti e con la protezione dei **fermenti lattici**, la zeolite nella dose di due capsule o una punta di cucchiaino due volte al

giorno se presa in polvere per poi bere parecchia
acqua e null'altro da mangiare se non qualche frutta.
Tale pratica farà stare un po' male aumentando
stanchezza o acuendo qualche disturbo
gastrointestinale ma eliminerà parecchi metalli in
corpo accellerando il processo di guarigione e
disintossicazione.

Questo perchè **il digiuno è una pratica molto ben
vista dagli omotossicologi, naturopati e anche
dai medici allopatici.**
E' una pratica che aiuta la guarigione perchè
digiunando non si disturberà il corpo con altri lavori
complessi come quello della digestione. Esso cosi' si
concentrerà al 100 per 100 sulla disintossicazione o al
ripristino degli equilibri interni alterati ovviamente in
caso di malattia o infiammazioni.

Immaginati di recarti da uno di questi specialisti e lo
stesso dopo averti superficialmente visitato ed
incassato la modica cifra di almeno € 150 ti dice: Bene
signora/e le consiglio questi fermenti lattici e tre giorni
di digiuno! Bella soddisfazione vero? Non potrai
mangiare e avrai 150 € in meno in tasca.

E facciamocela una risata!

La risata non costa nulla, è gratuita, non esiste altra
medicina che faccia così bene come ridere di gusto.
Pensa che esiste addirittura una branca della scienza
medica, la **Gelotologia** (dal greco γελòς - Riso) che
studia il fenomeno del ridere, con particolare riguardo
alle potenzialità terapeutiche di esso. La gelotologia

studia ed applica la risata e le emozioni positive in funzione di prevenzione, riabilitazione e formazione. Come ripetuto più volte in questo libro il buon umore infatti migliora la salute, rinforzerà tutto il corpo, irrobustisce il sistema immunitario e soprattutto il colon, ove esso risiede perciò su con la vita, e pensa positivo, lo ripetiamo. Considera che si sta avvicinando sempre piu' il momento di <u>non stare piu' male, lo diciamo davvero.</u>

A proposito di **stare male.**
Su tale affermazione e tale stato fisico tocca aprire una piccola parentesi:

La malattia, come dice anche la medicina naturale <u>non</u> può e non deve essere interpretata come tale ma come un segno positivo che il corpo sta combattendo attivamente contro di essa e non vorrà soccombere ad un comportamento sbagliato o ad agenti esterni patogeni che turbano il proprio equilibrio interno o peggio rassegnarsi ad una malattia ancora più grave.

Concentriamoci su questo concetto e impariamo a ben interpretare la malattia anche perchè <u>durante il processo di disintossicazione potrebbero comparire parecchi sintomi o disturbi nuovi o latenti.</u> Non si abbia paura tranne che siano davvero gravi e/o preoccupanti. Sono i segni che il nostro corpo vuole e si sta rialzando per cominciare a combattere perchè deciso a non rassegnarsi alla cronicità della malattia e/o infiammazione.

<u>"FORZA GUERRIERO ADESSO VIENE IL MEGLIO!"</u>

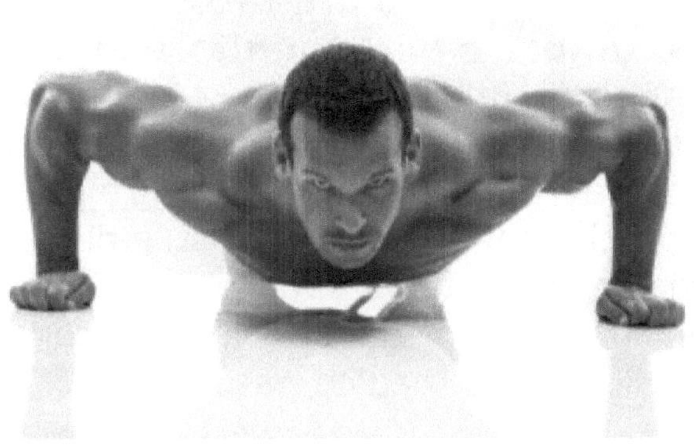

Arrivano le crisi di guarigione - le leggi di Hering

Tra essi: **astenia, nervosismo, mal di pancia, pruriti, cefalea, diarrea, tremori, formicolii, dolori ossei e articolari, eruzioni cutanee, febbre, cattivo umore o alito, gonfiore ai linfonodi etc.**
Non vanno assunte medicine se non del semplice antipiretico se la febbre dovesse superare (in casi proprio gravi) i 41 gradi e informare assolutamente il medico dei cambiamenti nello stile di vita ed alimentare che si sono apportati.
Se vorrete investire dei soldi potete consultare un omotossicologo o medico naturalista.

Un corpo che si disintossica come vi egli vi confermerà mette in moto incredibili meccanismi di **AUTOGUARIGIONE** che possono all'inizio far star male, anche molto, **ma poi regalare una vita di benessere.**

E' importante in questo periodo riposarsi il piu' possibile ed assecondare i naturali bioritmi: il sonno, la fame saziata con cibo buono o la voglia di riposo o di relax, anche questi dovranno essere gli alleati del benessere. Bevi tanta acqua spesso di fonte o quella disintossicante di cui parleremo in seguito.

Lunghe passeggiate all'aperto meglio se in giornate assolate poi o sedute di yoga non dovranno mancare durante tutto il periodo anzi ti consiglio di non farle mancare **per tutta la tua vita.**

Una prostata potrà essere infiammata anche perchè congestionata da una vita eccessivamente sedentaria e/o assenza totale di esercizio fisico.
Il sole poi e la relativa esposizione ad esso saranno importanti per sintetizzare la vitamina D. Si pensa che una carenza anche minima di questo elemento possa predisporre a prostatiti e malattie della ghiandola stessa.

Spendiamo due parole per **Lo yoga.** E' una disciplina di origine orientale che cura corpo e mente: educa alla corretta postura e alla corretta respirazione. Insegna delle posizioni che disinfiammano anche e soprattutto gli organi interni. Cerca nella tua città o in città vicine una palestra che offra le lezioni e seguile per qualche mese. Vedrai che ti piacerà. Una volta imparate bene le posizioni potrai farle da solo anche in autonomia in luoghi che più ti piacciono.
Non soffermarti alle apparenze di quelle strane posizioni assunte dagli yogisti. Sono delle posizioni studiate e sperimentate da millenni dai nostri antenati orientali con **assoluti effetti benefici e positivi su mente e corpo.**
Lo Yoga è una disciplina che apporterà autocontrollo, benessere e relax alla persona che lo esegue e soprattutto a Prostata e Colon.

<u>Se il tempo a disposizione come sempre è poco trovatelo! Anche fare le scale di casa a piedi è un ottimo esercizio che aiuta in mancanza di tempo per iscriversi in palestra.</u>

Se sei invece sportivo sfegatatato e assiduo frequentatore di palestre, per anche 3-4-5 volte la settimana ti conviene davvero cominciare a rallentare

i ritmi.
Il troppo allenamento sopratutto se troppo intenso fa
male. Esistono i malesseri da sovrallenamento che
causano più danni della vita sedentaria. Sollevamento
pesi estremo, corse di più di 50 minuti, sessioni di
cyclette di ore ed ore, non fanno altro che tirare
ancora di più i nervi attaccati allo stomaco e alla zona
sovra pubica e i troppi sforzi sono **dannosissimi per
la prostata**, per cui la regola dovrà essere: leggero
esercizio fisico meglio se aerobico e concedendo al
corpo il tempo per il giusto recupero.

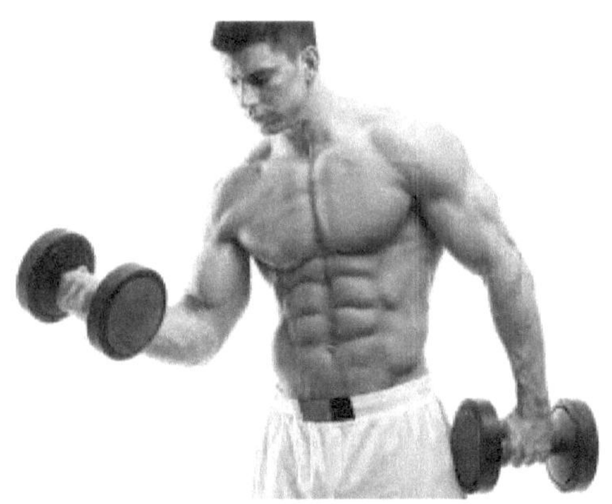

Se sei poi frequentatore di piscine la cui acqua è
trattata con il cloro, ti consigliamo vivamente di
cambiare sport. Il cloro è l'ingrediente principale della
candeggina, potente disinfettante ed antifungino ma
altamente acidificante e dannosissimo per pelle e
mucose, e soprattutto per la prostata.
Non domandarti perchè non guarisci o sei diventato
sensibilissimo agli odori o ai detergenti se frequenti
spesso piscine pubbliche o private trattate

massivamente con il cloro. Il tuo corpo sarà
abbondantemente acidifcato da questo agente
chimico. Cambia pure sport o trovati una piscina che
sia riempita o trattata con acqua salata o altri metodi
naturali. In estate invece via liberà a rilassanti nuotate
in mare aperto, in zone poco inquinate ovviamente!
L'acqua del mare e/o soprattutto quelle termali e
sulfuree come anche gli alimenti che contengono zolfo
(porri, cavoli, cipolla) rappresentano un validissimo
integratore idro-salino utile in caso di prostata
infiammata. I benefici in acqua, però si cominciano ad
avere dopo essere stati immersi almeno 20-25 minuti
in mare o piscina termale. Perciò abbandona il classico
bagno con annessa nuotata intensa e veloce per
lasciarti andare invece per almeno mezz'ora nel più
naturale e benefico elemento che madre natura ci ha
donato: l'acqua del mare o l'acqua termale.
Anche l'eccessivo uso della bicicletta o la pratica di
qualunque altro sport che possa stressare il perineo
potrebbe danneggiare ulteriormente la prostata anche
se non infiammata o congestionata.
Se sei quindi amante dei mezzi a due ruote o ti piace
andare a cavallo ti converrà sicuramente valutare
bene il tempo che dedichi a tali sports aumentando
l'uso di anche i dispositivi di protezione correlati.
Soprattutto per le biciclette allentane il loro uso
limitandoti quindi ad andare in bici per pochi minuti al
giorno, max 20 continuativi, e in maniera non troppo
intensa, e se proprio ti piace cerca di rendere la
seduta più comoda possibile.
Esistono online o in negozi del settore dei sellini da
bici con un apposita fessura centrale che permette la
<u>non compressione</u> della zona perineale. Sembrerà un
dettaglio di poco conto ma cambiare il sellino della bici
con uno più comodo, fessurato e magari ammortizzato

renderà più piacevoli i tuoi spostamenti in bicicletta e ti aiuterà nell'intento di disinfiammare la ghiandola o evitare il suo relativo "insulto".

In aggiunta a tali dispositivi potresti utilizzare, se già non lo facessi un pantaloncino imbottito nella zona perineale/testicolare, si trovano sempre nei negozi del settore oppure online.

Questi utili accorgimenti saranno ottimi alleati nel ritrovamento di un perfetto equilibrio tra esercizio fisico e benessere dell'apparato riproduttivo.

L'attività fisica pertanto, come avrai intuito andrà fatta in maniera costante ma leggera.

Non stressarti con i troppi allenamenti, se qualche volta ti andrà di saltarli fai pure. Il riposo e il recupero fisico andranno assolutamente assecondati.

L'esercizio fisico d'elezione sarà la camminata veloce o una corsetta di almeno 35 minuti all'aperto in zone poco inquinate (meglio) o in palestra purchè di tipo aerobico oppure in estate il nuoto in mare aperto.

Nelle scienze motorie, un esercizio è considerato aerobico quando l'ossigeno rappresenta una parte determinante del processo di risintesi dell'ATP. L'ATP (Adenosin tri-fosfato) è la molecola energetica necessaria per svolgere l'attività muscolare.

Nell'allenamento aerobico la produzione di ATP utile per dare energia ai muscoli avviene solo in presenza di ossigeno. E proprio l'ossigenazione dei tessuti sarà un elemento che non dovrà mancare in caso di infiammazione e quindi eccessiva produzione di radicali liberi in un corpo con uno o più organi "malati". Camminare a passo spedito oltre che mettere in moto il sistema cardio-circolatorio e linfatico servirà a massaggiare e "strizzare" la prostata decongestionandola profondamente ed incrementando il microcircolo all'interno in modo che essa possa

espellere tossine, liquidi infetti con batteri, microbi e funghi che ne possano essere contenuti.
Di fondamentale importanza sarà inoltre l'idratazione durante e dopo lo sport. Sane e frequenti bevute di acqua naturale rigorosamente a temperatura ambiente e non di succhi o integratori con coloranti artificiali potranno aiutare le cellule del corpo a ben recuperare e riequilibrare i liquidi persi con l'attività fisica.

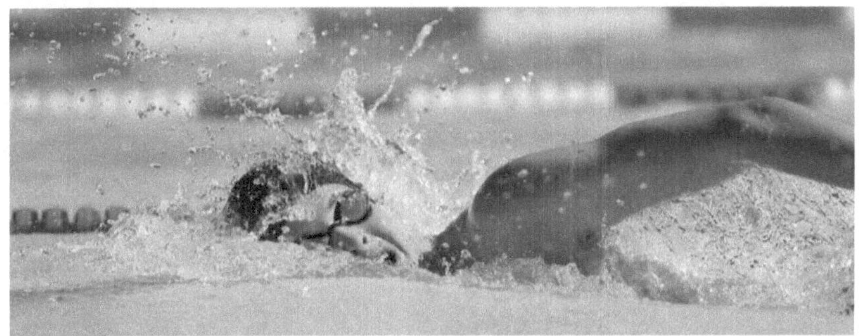

A proposito di **Relax.**

Ora riflettiamo su un bel quadretto domestico e non: se chiedessimo ad un amico o conoscente felice possessore di un **acquario**, si hai capito bene, quei contenitori in vetro dove nuotano pesci di vario tipo, anche tropicali, che cosa ci trova di bello a coltivare questo hobby, a volte anche parecchio dispendioso, ti sarà risposto in maniera secca che spesso impiega anche ore a fissare quel piccolo ed indipendente mondo subacqueo affascinante e rilassante.
E' vero! Ci si può anche "perdere con lo sguardo" in quel colorato e allegro nuotare delle piccole creature

acquatiche che lo popolano.
Non so se lo hai mai provato ma fissare un acquario popolato da colorati e simpatici pesci anche per 5 minuti regalerà sensazioni di tranquillità uniche e che per un po' ti staccheranno dalla frenesia e dalle preoccupazioni che
spadroneggiano all'interno delle nostre giornate.

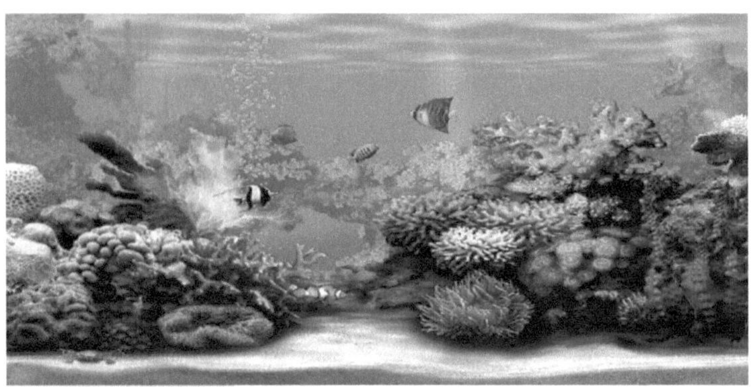

Bene, la parola d'ordine dovrà essere proprio questa: Relax!

<u>Occorre cambiare stile di vita</u>. Coltiva un hobby solo tuo, che nessuno possa sottrarti e che possa regalarti momenti in cui tu possa sentire che i **nervi attaccati allo stomaco ti diano una tregua perchè stanchi anche essi di tirare.**

Coltivare un orto, ad esempio. Autoprodurre alimenti di prima necessità sani e genuini. Siete sicuri di non esserne capaci o che non sia alla vostra portata?Certamente no. Chiunque puo' cimentarsi in questa utile,rilassante e benefica attività apportante numerosi vantaggi alla persona che lo cura sia fisici che psichici. Non servono terreni sconfinati,discendenze da contadini , lauree in agronomia o chissà quali attrezzi ma solo astuzia,pazienza e tanta passione. Oltre a rilassare la mente dallo stress e tensioni accumulate durante le giornate si avranno altri vantaggi: risparmiare sulla spesa.

Se si possiede un ampio giardino intanto sarà molto conveniente piantare degli alberelli da frutto anzichè impiegare il proprio tempo a tosare l'erba per farci fare i complimenti dai vicini. Sarà importante per noi e per il nostro portafoglio infatti,risparmiando quindi parecchio sulla spesa , secondo la zona climatica comprare degli alberelli per autoprodurre i frutti che piu' si consumano in famiglia e che piu' si adattano all'ambiente in cui dovranno crescere. Si avrà il doppio vantaggio di stare bene.

Volere è potere quindi! Oggi stesso potrete decidere da soli o insieme ai propri cari quali e quanti alberelli piantare o sistemare sul balcone che piu' si adattano al vostro clima. **Un alberello di pere, mele, olive, arance o limoni** niente è piu' bello a vedere e curare,costano non piu' di 10 euro ciascuno . E se volete improvvisarvi vivaisti potete prendere un piccolo ramoscello verde del votro albero preferito in un giardino o terreno dove questo è presente e procedere alla moltiplicazione per talea. Basta tagliare in senso trasversale una protuberanza di ramoscello giovane e non attaccata da parassiti e metterla in acqua per almeno 5 cm in un vaso di vetro finchè non farà le radici. Poi potrete trapiantarlo nella terra.

Queste magnifiche creazioni della natura ci potranno accompagnare nelle nostre giornate e deliziarci con la loro vista e i loro frutti senza concimi o trattamenti chimici.

Coltivare delle piante in giardino o anche in balcone infatti è una magnifica **attività alleata del benessere** e del relax che sarà di completamento al percorso di guargione intrapreso.
Lo stare ad osservare una pianta o meglio curarla (vedi ad esempio i bonsai) è una attività molto sana e rilassante per corpo e mente.

Ricordate l'avvicinamento ad uno stato **prossimo alla natura** che abbiamo menzionato sopra?

Suonare uno strumento. Se avete sempre avuto questo desiderio e non lo avete mai realizzato perchè non cominciare? C'è sempre tempo per realizzare ciò cui si aspira.

IL TEMPO PER SE STESSI VA TROVATO ANCHE SE SI CREDE DI NON AVERNE. NE VALE LA PROPRIA SALUTE!

Andiamo adesso all'alimentazione ma prima chiariamo un importantissimo concetto che riguarda tutti i tessuti soggetti ad infiammazione.

Una prostata cronicamente infiammata oltre ad avere una flora batterica locale permanentemente alterata, è purtroppo infestata da un fungo simbiotico che normalmente vive all'interno di tutti noi ed in condizioni normali è assolutamente innoquo.

La candida albicans

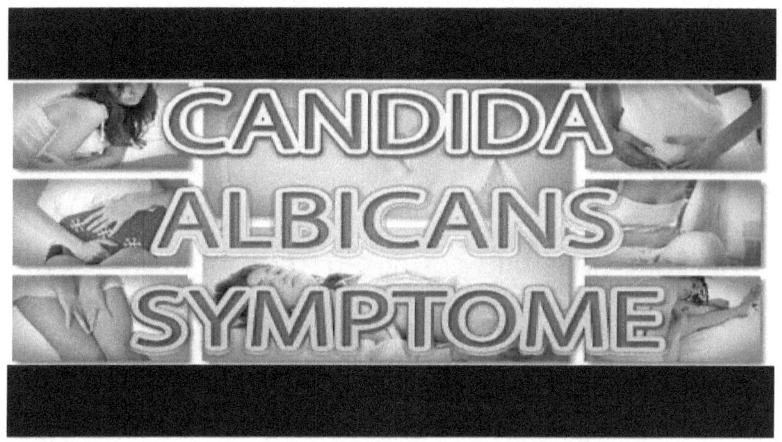

Essa oltre a vivere al nostro interno si trova
maggiormente in tutti gli organi infiammati/infettati
perchè è una naturale difesa che il corpo invia in loco
per proteggersi da danni ben piu' gravi dovuti alla
infiammazione. Ebbene per i soggetti normalmente
stressati e affetti da prostatite e conseguentemente da
Colon con alterata permeabilità intestinale la candida
è purtroppo cresciuta a dismisura portando problemi e
disturbi vari perchè dall'intestino essa è capace di
scendere fino al retto e di conseguenza alla prostata.
La candidosi è un problema piu' vasto di quanto
immaginiamo perchè ormai lo stress padroneggia sulle
giornate di ognuno.

Va chiarito che il fungo **NON VA CURATO DALL'ESTERNO** con lavande o altri intrugli vari ma dall'interno curando alimentazione,evitando l'acidosi ed aiutando la flora batterica buona. Non estendiamo il discorso sulla candida perchè ci sarebbe da scrivere interi trattati. E' un affascinante quanto dannoso abitante dell'organismo umano. A tal proposito è importante sottolineare che per non alimentare ulteriormente <u>tale fungo presente, ribadiamo in quantità eccessiva, in un colon infiammato e quindi nella Prostata,</u> vanno evitati assolutamente i fenomeni di fermentazione intestinale e tutti i cibi che nutrono tale parassita.

Ciò sarà possibile con il giusto abbinamento di alimenti, di cui a seguire se ne parla ampliamente ed evitando soprattutto di stendersi subito dopo mangiato in posizione orizzontale soprattutto se il pasto è stato abbondante. Questi ultimi vanno comunque assolutamente evitati. Alzarsi da tavola sempre con un po' di fame. Questa la regola perenne.

Come detto sopra **la candida** cresce a dismisura e diventa fuori controllo in un organismo stressato , per cui **rallentate i ritmi di vita**, sarà meglio per raggiungere l'obiettivo perseguito.
Per liberarci poi del parassita cresciuto in eccesso nel nostro pancino ,e fidatevi che ne avrete di colonie all'interno, vanno all'inizio e per un po' eliminati piu' possibile i lieviti e tutti gli alimenti che li contengono. Preparatevi per qualche mese del pane semintegrale senza lievito né di birra né del tipo chimico. Evitate birra e alcolici in generale tranne qualche bicchiere di buon vino rosso ogni tanto se vi piace e meglio non trattato con solfiti. Non comprate il pane integrale dal

fornaio perchè spesso aggiungono lo strutto nell'impasto. Provate a chiedere ad un panettiere e solo se assente procedete all'acquisto.

Due sono inoltre i rimedi naturali ed efficacissimi che madre natura ci mette a disposizione quando il **fungo della candida** cresce a livelli anormali. Usateli da subito previo consulto col vostro medico o farmacista, l'effetto sarà immediato: **l'aglio ed i semi di pompelmo.** Entrambi i rimedi è consigliato usarli separatamente perciò se si vuole accellereare il processo di **debellamento della candida** dando una mano al sistema immunitario si aggiungerà ad ogni primo piatto durante il pranzo uno spicchio d'aglio crudo e semi schiacciato alla pasta o al riso. Per i semi di pompelmo vanno invece assunti in capsule al pranzo e alla cena.

Si sappia inoltre che la candida quando muore rilascia piu' di 80 tipi di tossine diverse che possono dare svariati disturbi e mandare decisamente giu' il vostro umore. Se seguite la disintossicazione , piano piano il fungo tornerà a livelli controllabili dal nostro sistema immunitario, tuttavia durante la "morte" di queste colonie vi potrebbero essere numerosi fenomeni inerenti le **crisi di guargione**. Invito a rileggere qualche paragrafo sopra.
Per eliminare naturalmente queste tossine prodotte dalla morte della candida ci viene incontro sempre la sopracitata **zeolite** e se piace si puo' aggiungere a qualche pietanza con cui si sposa bene del buon peperoncino secco biologico. Checchè se ne dica a bassi dosaggi rinfresca lo stomaco apportando numerosi effetti benefici. Ha inoltre la preziosa

proprietà di smaltire velocemente le tossine prodotte dalla candida. Ma ricordiamo di non eccedere perchè di contro irriterà la prostata se assunto in alte dosi e a lungo nel tempo.

La **candidosi sistemica** è diretta conseguenza e quindi strettamente legata al dannoso fenomeno di **permeabilità intestinale** di cui si è discusso all'inizio ricordate? Per agire anche su tale fronte, dopo aver conultato un medico nutrizionista o gastroenterologo cui potete chiedere parere, potrete utilizzare un ottimo integratore di libera vendita a base di un aminoacido non essenziale che si pensa possa contribuire al rifacimento delle pareti di un colon danneggiato e a nutrire la Prostata infiammata: la <u>Glutammina, un aminoacido non essenziale</u>, che studi aggiornati dimostrano essere valido coadiuvante per una Prostata debilitata.

Un'integrazione di almeno 20 giorni con questo aminoacido a metà mattina a stomaco vuoto potrà dare, intanto piu ' forza e vigore in caso siate vittima di astenia;è usato infatti per tale scopo anche dagli sportivi e bodybuilder e poi potrà contribuire mattone dopo mattone al ripristino e buon funzionamento del colon danneggiato da anni di stress e cibo spazzatura. Ormai penso abbiate inteso che Colon infiammato e Prostatite batterica e non siano causa ed effetto l'uno dell'altra.

Immaginate ora voi stessi e il vostro colon e la vostra Prostata che si ricostituiscono e si riparano ogni volta che assumete glutammina cellula dopo cellula. Anche il pensiero aiuta il naturale processo fisiologico di riparazione. Ne abbiamo già parlato. La mente comanda le azioni del corpo, sia quelle motorie che non. La suggestione non è utopia! L'integrazione con Glutammina va fatta solo dopo psyllium, zeolite ed eventualmente zinco, quando già la infiammazione acuta sta piano piano regredendo.

Perciò **nervi saldi** e tenete duro! Continua la lettura che i consigli e le vibrazioni positive che ti aspettano non finiscono qui.

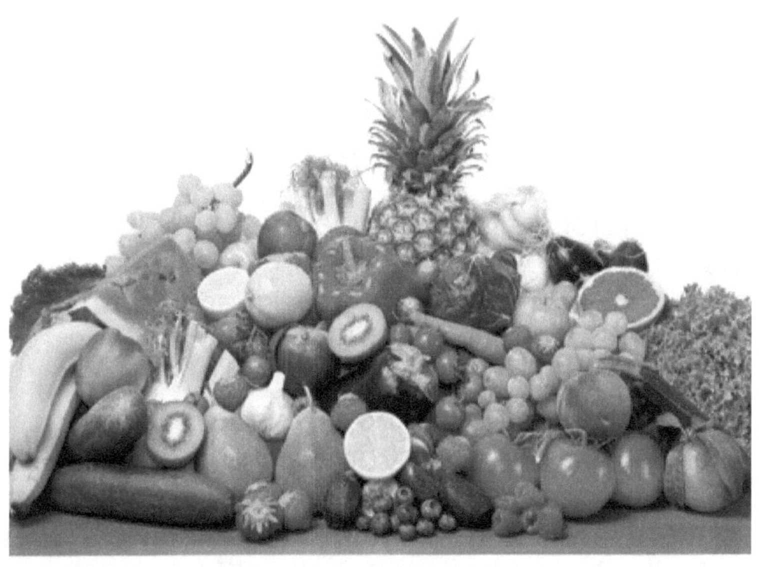

Durante i giorni che accompagneranno la lenta disintossicazione e la guargione l'alimento che ti accompagnerà e sarà onnipresente durante tutto il giorno sarà uno:

La Frutta

Hai capito bene, proprio la frutta sarà complice del benessere e disintossicazione, eccola di nuovo protagonista.

Sia chiaro. **La frutta non ingrassa, la frutta non fa male, la frutta non alza la glicemia, la frutta non gonfia lo stomaco mangiata ovviamente dopo due ore dai pasti principali, la frutta è l'unico alimento che aiuterà la guargione fornendo nutrienti essenziali, benefici ed acqua biologica pura che possa veicolare in tutti i tessuti danneggiati tali nutrienti.**

Durante il percorso ad intervalli di mezz'ora circa se si avrà fame si potrà gustare una porzione di qualsiasi frutta piaccia, purchè di **stagione**. Ben lavata e sbucciata.
Una porzione significa: una mela o una pera, una banana (preferibilmente 2 al giorno ,una al mattino ed una prima di andare a letto), quattro susine, una pesca, un po' di melone bianco o anguria (quest'ultima è una preziosa alleata della prostata perchè il licopene contenuto al suo interno possiede proprietà antinfiammatorie, antitumorali e disintossicanti). Va mangiata un tipo di frutta alla volta e secondo la preferenza e la stagionalità. (In allegato a questo libro si troverà una comoda tabella che elenca i mesi di produzione e quindi quando poter mangiare con tranquillità frutta e verdura prodotta piu' naturalmente senza aiuto di fertilizzanti o concimi chimici).
Parliamo ora di cosa mangiare.
Di seguito non si vuole scrivere una dieta perchè non si dovrà avere in testa l'idea di star seguendo una dieta ma piu' che altro è un

Elenco di alimenti che ci accompagneranno ai pasti <u>SENZA</u>

FARCI STARE MALE

Ma prima un piccolo preambolo.
Nel periodo di forte infiammazione, caro lettore, ogni esperto di omotossicologia o medicina naturale consiglia tuttavia dei periodi di digiuno, chiamato "curativo" o una "dieta liquida" a base di estratti di frutta o verdura o centrifugati, lo ripetiamo, <u>centrifugati, non frullati!</u> Molte persone quando sentono parlare di centrifugati pensano ai classici frullati della mamma o della nonna pieni di latte, frutta ed altri intrugli: in realtà tra il centrifugato e il frullato c'è una grossa differenza. E' di questi che una persona affetta da qualunque malattia dovrebbe nutrirsi per permettere al corpo una veloce idratazione e alcalinizzazione di cui daremo più avanti specifica. Dal centrifugato si ottiene quindi il succo puro della frutta, mentre la fibra quindi la polpa viene scartata, mentre nel frullato rimane anche la fibra della frutta e/o verdura in quanto frantumata insieme ai liquidi. Spenderemo adesso due paroline per questi succhi (i centrifugati) nutrienti e salutari, magari fino ad ora da te poco considerati o sottovalutati. Si tratta di estratti di frutta o verdura concentrati, altamente alcalinizzanti e, come detto, <u>privi di fibre</u>, che andrebbero ad irritare ulteriormente un colon, al momento infiammato, e che si possono fare in casa con l'ausilio di un estrattore o di una centrifuga. Essi aiutano a depurare l'organismo, forniscono una grossa e utile dose di liquidi (acqua biologica), quindi aiutano a mantenere una corretta idratazione ed integrare nello stesso tempo vitamine e sali minerali. La capacità di assorbimento di vitamine e sali minerali che assicura un centrifugato al nostro corpo o di un

estratto di frutta e/o verdura è immediato e molto
maggiore rispetto ad un frullato. Si fornisce in tal
modo all'organismo un consistente carico di energia
istantaneo pieno di molte vitamine utili in caso di
infiammazione e che aiutano così a contrastare i
radicali liberi prodotti da quest'ultima. Il centrifugato o
l'estratto di frutta è all'inizio del percorso propedeutico
alla disinfiammazione e disintossicazione del colon e di
tutto il corpo, per cui <u>prendi seriamente in
consederazione l'acquisto di una centrifuga o
estrattore,</u> il cui prezzo online si aggira sulle € 100 per
una con buone caratteristiche. Ribadiamo che la frutta
e la verdura usata per il centrifugato dovrà essere
biologica e senza trattamenti chimici.

Nasciamo alcalini e moriamo

acidi

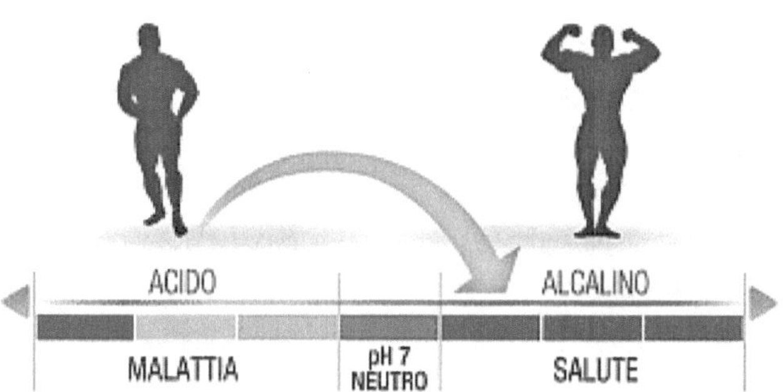

Questo un altro fondamentale passaggio da analizzare e che ci aiuterà nel nostro intento di lasciarci la malattia alle spalle.

Normalmente il pH del nostro sangue dovrebbe essere mantenuto entro un certo intervallo compreso solitamente tra 7.35 e 7.45, questo per assicurare il corretto funzionamento dei processi metabolici e il rilascio del giusto quantitativo di ossigeno ai tessuti.

Oggi però, in un ambiente ormai saturo di stress, di inquinanti atmosferisci e cibi alimentari raffinati e trattati chimicamente noi tendiamo all'acidosi, questo è un dato di fatto, quindi la parola d'ordine dovrà essere soltanto una: Alcalinizzare.

Alcalinizzare il corpo significherà evitare la malattia e vivere più felici nel lulngo termine.

Questo dovrebbe essere un obiettivo di vita cui tutti dovremmo mirare, un obiettivo per raggiungere l'equilibrio psico-fisico necessario per star bene e tenere in salute tutti gli organi.

Secondo la medicina naturale dallo stato di salute della matrice extracellulare dipende sia il benessere delle cellule sia il corretto scambio di informazioni fra i vari organi e apparati del nostro corpo. Quando l'ambiente extra-cellulare non è più in grado di soddisfare il corretto scambio tra sangue leggermente alcalino e tessuti, le cellule diventano una struttura biologica rigida e che tende rapidamente a rallentare le sue funzioni e quindi ad invecchiare, con il conseguente insorgere di svariate malattie e disturbi.

Tra le cause responsabili di un ambiente extra-cellulare ostile, vi è senza dubbio l'alterazione del pH, nel momento in cui passa dall'originale stato di neutro-basicità, quindi leggermente alcalino (intorno a 7.4) a quello acido.

"Nasciamo alcalini e moriamo acidi"

Ti sembrerà un insulto alla vita o al trascorrere degli anni ma è questo il punto fondamentale che regola il rapporto tra la condizione di Acidosi e l'insorgere di molte patologie, tra cui la prostatite, sia nel momento iniziale che durante il loro decorso.

La malattia è fortemente legata quindi ad un accumulo di acidi nella matrice interstiziale, cioè nello spazio fra cellula e cellula.

Questi solo alcuni dei disturbi cui ci porta la progressiva acidificazione del sangue e quindi dell'organismo:

- stanchezza;

- sovrappeso;

- dolori muscoloscheletrici

- infiammazioni in organi e tessuti;

- fibromialgie;

- ansia;

- depressione;

- cefalee;

Se soffriamo quindi di intestino irritabile, infiammazioni prostatiche o testicolari, intolleranze, allergie, se facciamo i conti ogni giorno con stanchezza cronica, pelle dal colorito spento, gengive infiammate, alito cattivo, candidosi sistemiche o localizzate, dolori articolari, influenze più volte l'anno la prima e più immediata soluzione anziché ricorrere ai farmaci potrebbe essere quella di diminuire l'assunzione di cibi acidi dando la precedenza a quelli alcalini. L'osteoporosi, malattia di cui soffrono molte donne soprattutto, non proviene da una carenza di calcio non giustamente assunto con l'alimentazione ma da una continua e progressiva sottrazione di questo minerale dalle ossa del malato causata da un'eccessiva acidficazione dell'organismo.

Tra i cibi e le bevande alcalinizzanti broccoli, tutti i tipi di cavolo, spinaci, insalate, patate, germogli, barbabietole, cetrioli. Frutta preferibilmente matura come avocado, banane, anguria, papaya, mango, cereali quali miglio, amaranto, quinoa, segale, grano saraceno. Erbe aromatiche fresche, <u>mandorle</u>, oli vegetali vergini soprattutto se spremuti a freddo, acqua minerale, tisane.

Questi quindi gli alimenti e le bevande da preferire in presenza di qualunque malattia, al fine di favorire il ritorno del sangue alla leggera alcalosi cui dovrebbe rimanere.

Per mantenere quindi uno stato di salute nel lungo termine, e prevenire e contrastare malattie anche gravi e stress, è importante, lo ripetiamo alcalinizzare i tessuti e soprattutto fare esercizi che migliorino la respirazione con il conseguente apporto di ossigeno e il circolo sanguigno. Dovresti pertanto, come diremo più volte in questo libro abbandonare tutti gli atteggiamenti negativi ed arricchire la tua vita con tutto ciò che ti fa stare bene, come fare sport leggeri, nuotare in mare aperto, fare yoga, meditare ma anche ballare e divertirti in generale. Mastica inoltre durante i pasti con calma, senza stare al cellulare o pensare a quello che farai o mangerai dopo. Una bella e sana chiacchierata con i commensali, _come si faceva una volta_ o rivangare, se si è soli pensieri e ricordi positivi sarà un utile e ulteriore passo verso il benessere di corpo e mente.

E poi, evita il più possibile gli ambienti chiusi, cerca di vivere di più all'aria aperta e non inquinata, fai lunghe passeggiate nei parchi, goditi la natura immergendoti in essa o arricchendo gli spazi in cui vivi con piante sempreverdi, fiori e tutto ciò di naturale che madre terra ci ha donato.

Andiamo adesso come anticipato all'alimentazione.

Colazione

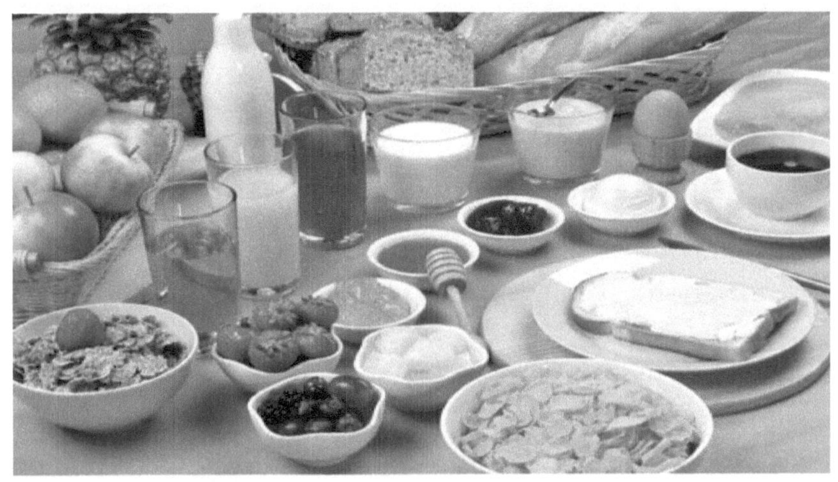

Ti sembrerà una frase detta, sentita e risentita più volte ma <u>la colazione è davvero il pasto più importante della giornata.</u> Una abbondante e sana colazione servita in maniera allegra e curata fornirà al tuo corpo tutti i nutrienti e gli input per prepararsi agli impegni sia fisici che mentali che si affronteranno durante tutta la giornata. Abbandona il classico e magari unico caffè appena alzato per poi attendere il pranzo o la pausa per mangiare, creerai uno squilibrio metabolico importante che comprometterà diversi processi biochimici nel tuo corpo facendolo entrare "in riserva":

"Non ricevo cibo, quindi dovremmo riposare".

Ecco cosa pensa il corpo di chi non fa colazione al mattino. Da qui la spossatezza già ad inizio giornata, il cattivo umore e la mancanza di forze per affrontare gli impegni.
La colazione al mattino va consumata, completa e

bilanciata, altrimenti non guarirai facilmente: questo è un altro importante tassello da non sottovalutare per intraprendere la strada per la completa guarigione. Qualora secondo te il tempo per fare colazione non lo avessi dovresti puntare la sveglia tanto tempo prima quanto sarà il tempo necessario per abiturati a consumare questo importante pasto!

Ricordi l'incipit?

E saltare la colazione è una abitudine assolutamente non sana.
Appena alzato un bicchiere di acqua tiepida con qualche goccia di limone biologico fresco per preparare lo stomaco all'assunzione di cibo e ancora qualche altro bicchiere d'acqua a temperatura ambiente sorseggiandola lentamente. Bere appena alzati dovrà essere un'altra utile abitudine che dovrebbe accompagnarti per tutta la vita! Durante la prostatite sappi che il corpo è sempre in debito di liquidi per le frequenti minzioni ed essi vanno assolutamente integrati nei giusti momenti. E dopo otto ore di sonno è proprio questo un buon momento per bere tanto.
Dopo almeno 15 minuti dall'assunzione di acqua un bicchiere di latte di mandorla o riso, uno yogurt bianco, o un cetrifugato di frutta e verdura con fette biscottate, meglio se integrali o ai cereali o qualche biscotto secco <u>senza latte, senza uova ed olio di palma o qualche fetta di pane integrale o ai cereali</u> che si trovano anche nei discount ed una frutta. La stessa frutta ogni mezz'ora fino ad arrivare al pranzo se si ha

fame. Al mattino anche tre o quattro (non di più) prugne secche biologiche potranno dare una mano con le evacuazioni e la conseguente disintossicazione. Consiglio: a metà mattina si mangi una banana. Fornirà sostanze che favoriscono il <u>buon umore ed energia</u> per affrontare gli impegni della giornata apportando un oligoelemento utile ed alcalinizzante che è il potassio.

Pranzo

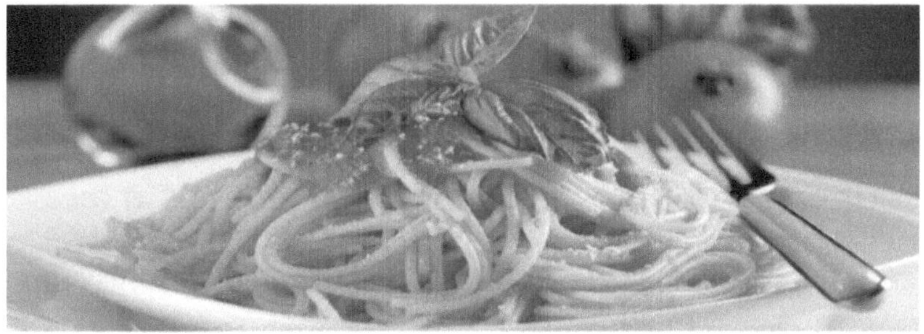

Un sano piatto di pasta alternativamente <u>integrale e non</u> oppure riso, meglio se integrale di max 90 gr. condita con pomodoro fresco se in stagione o salsa in bottiglia purchè cotta per piu' di trenta minuti o altro condimento purchè non troppo elaborato o con abbondanti verdure lessate o cotte al vapore. Grattuggiare sopra la pasta un po' di **radice di zenzero** o se non lo si trova utilizzare la spezia in polvere. Possiede grosse proprietà antinfiammatorie ed è un magnifico alleato del benessere del colon e della Prostata. Il sano olio di oliva biologico e spremuto a freddo non dovrà mai mancare sulla tua tavola.

Un contorno abbondante di verdure miste cotte o meglio crude secondo stagionalità (vedi tabella). 4-5 mandorle, noci o nocciole da sgranocchiare a fine pasto o frullate e cosparse sul primo piatto. Qualche fetta di pane integrale o ai cereali tostato purchè senza latte, strutto o olio di palma. Anche quello confezionato. Basterà acquistarlo nei supermercati leggendo prima l'etichetta. Lasciatelo un po' all'aperto prima di consumarlo, se confezionato , perchè viene spesso trattato con alcool etilico o consumalo, come detto tostato.

Merenda

Un vasetto di yogurt con cereali di mais max 2 volte la settimana o una frutta fresca o secca (mandorle, nocciole o noci) secondo stagionalità e frutta ancora ad intervalli di mezz'ora se si avrà fame fino ad arrivare alla cena.

Cena

Piatto di cereali (preferibilmente farro o kamut o <u>miglio decorticato</u> che non contiene glutine) insieme a verdure secondo stagionalità cotte a mo' di zuppa. Contorno di insalate o verdure varie se si avrà ancora fame. 4-5 mandorle . Carne rossa da evitare assolutamente in fase di infiammazione acuta o limitare ad una volta la settimana sempre con abbondanti verdure di stagione. Pesce una o due volte la settimana con contorno di verdure cotte o meglio crude. Evitare tonno rosso.
Prima di coricarsi una buona frutta , anche una

banana , fornirà una ottima dose di potassio che
concilierà il sonno o ancora qualche mandorla,
preziosa fonte di magnesio alcalinizzante.
Sia a pranzo che a cena consumare un peperone rosso
crudo e privato della pelle che lo ricopre. Ha una
grossa quantità di vitamina C e Licopene con proprietà
antinfiammatorie. In generale preferire e consumare
ogni giorno tutta la frutta e verdura con colore rosso
scuro-viola perchè questo colore in alimentazione
significa magnifico potere antiossidante. Altro valido
alimento in caso di Prostata infiammata è la clorofilla.
E' naturalmente presente nelle verdure a foglia verde
e nelle alghe. Un grande consumo delle prime ai pasti
e delle seconde sotto forma di integratori alimentari
come la chlorella o la spirulina daranno un altro valido
supporto alla preziosa ghiandola.
Via libera a spinaci, broccoli, noci e mandorle come
spuntini.

Pane: per i primi giorni fai preparare dal panettiere o
anche in casa con pochi spiccioli del pane ai cereali
(preferito) o anche bianco o anche integrale purchè
senza lievito e strutto. Se lo prepariamo da noi
aggiungiamo del sano e biologico olio d'oliva. <u>Se
potete permettervelo acquistate pane e pasta prodotta
con grani antichi, quindi non geneticamente
modificati. Il percorso di guarigione si accorcerà
sensibilmente.</u>
Per l'olio d'oliva **NON SI BADI A SPESE!**.
Va acquistato della migliore qualità e meglio se da un
contadino che lo produce con la naturale macinatura
delle olive.

A riguardo del pane inoltre si faccia attenzione perchè
molti panettieri come abbiamo detto sopra utilizzano

lo strutto nell'impasto del pane integrale o ai cereali! Lo sapevate ? Bene è dannoso ed è per giunta un grasso animale per cui chiedere sempre e se contenuto desistere dall'acquisto. Altrimenti acquistarne del tipo confezionato al supermercato che non abbia latte o conservanti ma solo del buon olio d'oliva.
Consigliamo comunque di preferire sempre il pane con diversi cereali perchè quello contenente solo farina integrale contiene troppe fibre, che anche se utili possono irritare ulteriormente le pareti del colon infiammando di conseguenza la Prostata.

Ottima alternativa al grano che ormai è tutto geneticamente modificato e quindi innaturale è il **Kamut**, finchè non "inquineranno" anche quello.

Impariamo a consumare inoltre un importante cibo fermentato portentoso per cervello e colon, anzi prepariamocelo da noi :

I Krauti, la fermentazione del benessere

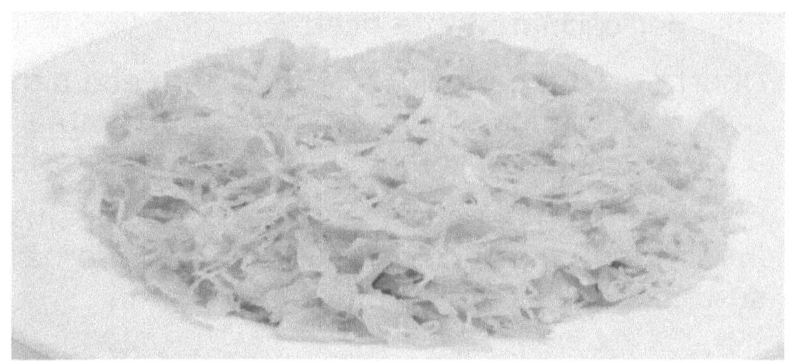

Gli alimenti fermentati si conoscono e si consumano da millenni e, come detto sopra, sono vivi e attivi ed in quanto tali utili al nostro corpo. Lo Yogurt magro, ad esempio è inserito in ogni dieta almeno tre volte a settimana perchè il latte fermentato contenuto al suo interno è una miniera di vitamine e batteri benefici e salutari che colonizzano il nostro intestino fortificandolo dall'interno. I fermenti cosiddetti "lattici" contenuti nello yogurt si nutrono di lattosio, lo zucchero naturale contenuto nel latte, scomponendolo e moltiplicandosi a dismisura danno quel sapore acidognolo allo yogurt la cui azione però è portentosa per il nostro intestino e gli organi vicini. I crauti o come vengono chiamati dai nordici **Sauerkraut** utilizzano in parte questo fantastico processo chimico. Anche questo alimento infatti si ottiene da una fermentazione, in questo caso acetica, che auto-arricchisce questa verdura di benefici fermenti vivi e vitamine alleati della nostra salute. Spieghiamo oggi come preparare i crauti in casa conseguendo con tale azione,oltre al vantaggio in salute anche un grosso risparmio sulla spesa, in quanto,una volta preparati avremo un contorno sempre pronto, nutriente, economico e gustoso che ci accompagnerà ai pasti o utile per cucinare tante ricette.

Questa ottima e preziosa verdura contiene,oltre ai batteri buoni una grossa quantità di **vitamina C** ed altri oligoelementi come potassio, calcio e fosforo,

che daranno una botta di vita al nostro sistema immunitario ma anche al nostro cervello fornendogli sostanze utili al corretto funzionamento.

Sono coadiuvanti del benessere e del buon umore. Si attribuiscono proprietà antidepressive per la presenza di vitamine e minerali utili al cervello.Sono indicati anche e soprattutto in caso di colon irritabile perchè come detto sopra rappresentano una ottima fonte di fermenti lattici vivi e attivi. Sono disintossicanti e disinfettanti del tratto gastointestinale con anche importanti proprietà antitumorali.

Si ma come prepare i crauti in casa?

Il procedimento è piu' semplice di quanto si pensi, occorrerà la materia prima
che è rappresentata da un grosso e fresco cavolo cappuccio, sale _non iodato_ perchè interferirebbe con la fermentazione ed un bel contenitore di vetro per uso alimentare facilmente reperibile in negozi di casalinghi.

Una volta in possesso dell'occorrente si procederà col privare il nostro cavolo cappuccio (abbiamo scelto questa verdura perchè piu' si presta al nostro scopo anche se anche con altro tipo di cavolo,ad esempio la verza si potranno ottenere i crauti) di alcune foglie

esterne piu' vecchie e malconcie.Basterà lavarlo all'esterno ed asciugarlo lasciandolo intero. Lavare per bene anche il contenitore di vetro e lasciarlo asciugare.Fatto ciò occorrerà tagliare a metà il cavolo cappuccio e con la tecnica che piu' peferite va affettato ottenendo delle
striscioline di prodotto anche lunge purchè piu' sottili possibile. Anche il gambo del cavolo va frantumato con un coltello a punta o altro arnese: questo contiene una miniera di batteri buoni e oligoelementi per cui non va buttato ma utilizzato.

Una volta ottenuta la nostra montagnetta di striscioline di cavolo accumulata al momento in un capiente contenitore vanno presi in piccole quantità ed adagiati un pò alla volta nel contenitore finale di vetro avendo cura di spolverare ogni strato con una piccola ma omogenea dose di sale. Continuare a strati alternando un pugnetto di crauti, una spolverata di poco sale e pressare piu' volte il prodotto finchè non si comincerà a vedere del liquido uscire e delle prime bollicine che indicheranno l'inizio della fermentazione acetica.Ebbene, la magia infatti non potrà avvenire se non prima i batteri buoni presenti sulla superficie del cavolo inizieranno il loro lavoro (fermentazione acetica) trasformando la nostra semplice verdura in gustosi e nutrienti crauti.Dopo qualche ora la nostra verdura sarà completamente ricoperta dal liquido che essa stessa ha prodotto ad indicarci l'innesco e il buon esito della fermentazione. Tale processo renderà la verdura anche piu' sana perchè con la fermentazione verranno scomposti e distrutti i possibili fertilizzanti utilizzati durante la crescita del cavolo stesso. In tutti i casi consigliamo di acquistare il cavolo cappuccio in stagione e di assicurarsi che abbia nessuno o meno trattamenti chimici possibili.

Una volta inserito tutto il prodotto all'interno del
contenitore di vetro inserire al di sopra dei nostri
crauti in fermentazione un piatto o altro arnese tondo
che copra il contenitore e un peso consistente, anche
una bottiglia d'acqua da due litri piena in modo che
pressi continuamente la verdura. Tra il peso e il
prodotto dovrà esserci un panno per impedire ad
agenti esterni la contaminazione dei crauti . Lo stesso
panno consentirà però il passaggio di aria utile al
processo di fermentazione.Una volta la settimana poi
controllare il tutto , pressando magari manualmente i
nostri crauti per permettere l'uscita delle bollicine
accumulate in eccesso.
Volendo dare qualche cenno storico si sappia che la
verdura fermentata è stata una dei primi alimenti ad
essere stata conservata dall'uomo. Si pensa che tale
metodica era già adottata dagli antichi greci e poi
recepita dalle popolazioni nordiche. I crauti sono
tutt'ora infatti parte integrante dell'alimentazione di
tedeschi, austriaci e popolazioni svizzere che usano
accompagnarli con ogni tipi di carne, salsicce e
wurstel. La semplice aggiunta del sale alla verdura
innesca un economico e salutare porcesso di lunga
conservazione che impedisce la crescita di batteri e
muffe nocive favorendo invece la prolificazione di
batteri buoni e vitamine.
Quando potremmo mangiare quindi i nostri crauti
preparati in casa?
Ebbene, quando il prodotto comincia a diventare piu'
scuro e giallognolo, (solitamente dopo un mese) si
può incominciare a gustare la nutriente prelibatezza
che ci siamo preparati. Scriversi in agenda un
promemoria di quando è iniziata la preparazione ci

aiuterà a tener conto del mese che trascorrerà per la fermentazione. Durante tale periodo compariranno delle muffe biancastre in superficie. Basterà rimuoverle una volta tanto e continuare a pressare.Dopo circa venti giorni si comincerà a sentire un gradevole odore di birra misto a quello di cavolo intenso ma non disdicevole. Ciò indicherà il corretto procedere del nostro obiettivo.

Dopo un mese potremmo cominciare a gustare i nostri **crauti** cosi' come sono , in aggiunta all'insalata o anche saltati in padella. Va ricordato però che la cottura eliminerà parte delle preziose vitamine conquistate con la fermentazione. Potranno anche essere travasati in contenitori piu' piccoli e ricoperti con il liquido da loro prodotto e conservati ben chiusi per uno-due mesi in un luogo fresco e asciutto.

E cosi' ci siamo preparati i crauti in casa.

Altro passo verso il benessere.
Buon appetito!

Dopo aver seguito per qualche periodo questa "dieta" ci si accorgerà da soli di avere una certa repellenza per la carne o qualunque altro elemento intossicante e man mano che il colon e di conseguenza tutto il corpo e anche la Prostata si disintossica cominceranno i processi di autoguargione di cui la natura ci ha dotati con la diminuzione o scomparsa di molti disturbi accusati.

Le evacuazioni diventeranno incredibilmente regolari e con normale consistenza delle feci senza l'aiuto di lassativi anti diarroici o altri intrugli.

Ora verranno elencati degli alimenti che non si trovano in nessuna " dieta" e che chiameremo **Riempipancia** in caso di attacchi di fame. Una

infiammazione qualunque nel corpo, soprattutto se cronica aumenta notevolmente la fame perchè priva di nutrienti essenziali che il corpo utilizza come alleato nella lotta al ripristino. Ingerisci tali alimenti in piccole quantità e sempre a distanza di mezz'ora l'una dall'altro.Tali pause nutrizionali aiuteranno a "carburare" durante l'arco di tutta la giornata : carote crude da sgranocchiare o un cetriolo secondo stagionalità se vi trovate in casa, gallette di riso o mais o farro , gallette di kamut purchè senza lievito e olio di palma, mandorle
fresche o secche, cereali korn flakes fatti con mais (da mangiare solo una volta alla settimana) e sale senza null'altro o l'onnipresente frutta secondo stagionalità.

Hai visto quanto si mangia?
Il **succo di mirtillo**, che abbiamo menzionato all'inizio quello non zuccherato e possibilmente biologico è un grande alleato del colon,vescica e Prostata. Ha proprietà antiossidanti e quindi antinfiammatorie ed in casi di forte infiammazione serve a dare immediato sollievo . Va bevuto all'inizio tutti i giorni e dopo la fase acuta non piu' di tre volte alla settimana perchè il mirtillo di contro è un acidificante, anche se i benefici superano le controindicazioni. Aggiungiamolo pure ai riempipancia o alla lista di snack da preferire al bar quando siete con gli amici e non sapete cosa consumare.

EVITA CRAKERS, FETTE BISCOTTATE, MERENDE

CONFEZIONATE E BISCOTTI VARI SOPRATTUTTO SE CONTENGONO <u>OLIO DI PALMA E GRASSI IDROGENATI</u>. SONO DANNOSISSIMI ADDITIVI ALIMENTARI ALTAMENTE INTOSSICANTI PER LA PROSTATA E NEMICI DELL'AMBIENTE!!

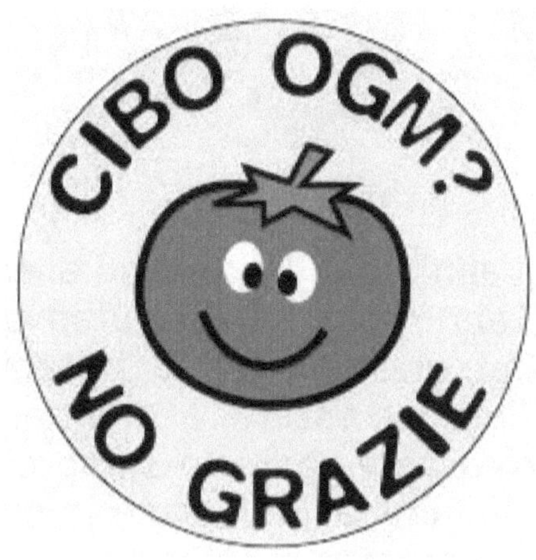

Come visto la lista degli alimenti da ingerire è quantomai **vicinissima alla natura** anche se a causa delle modificazioni genetiche di grano e mais è sempre mal digerita dal nostro colon ma pur qualcosa si dovrà mangiare ma certamente aiuterà a stare meglio e permetterà ogni tanto qualche capriccio alimentare piu' gustoso ma dannoso una volta disintossicati passata la fase acuta.

Vorremmo spendere adesso due parole per **le spezie**:

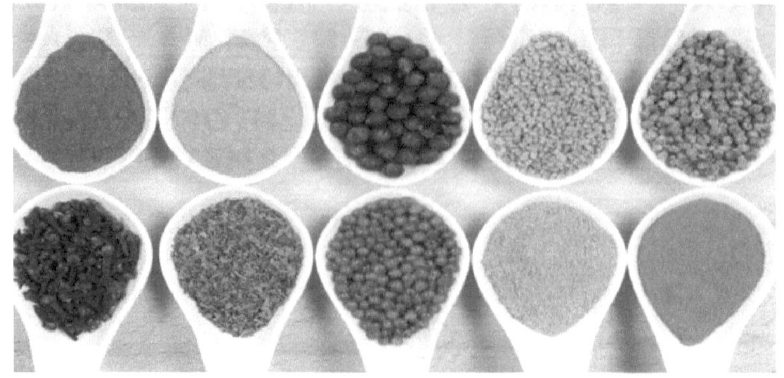

Sono degli alimenti e importanti alleati del benessere con importanti proprietà assolutamente da non sottovalutare anche se un po' irritanti per colon e prostata. Possono essere, anzi diciamo pure, dovrebbero essere aggiunte sempre dopo aver superato l'infiammazione acuta in piccole quantità ai nostri piatti soprattutto in sostituzione del sale perchè oltre ad insaporire sono ottimi alleati del benessere e disintossicazione. Il curry ad esempio viene utilizzato da molti medici naturopati nella terapia coadiuvante del morbo di **Alzheimer**. Il coriandolo ha la capacità di smuovere i metalli pesanti dai tessuti molli tra cui la Prostata. La curcuma ha una lista di proprietà antitumorali ed antinfiammatorie che basisce chi la legge! Per cui impariamo ad usare le spezie arricchendo i nostri piatti di **gusto e benessere.**

Andiamo all'altro elemento ora citato ma piu' importante di tutti

L'Acqua

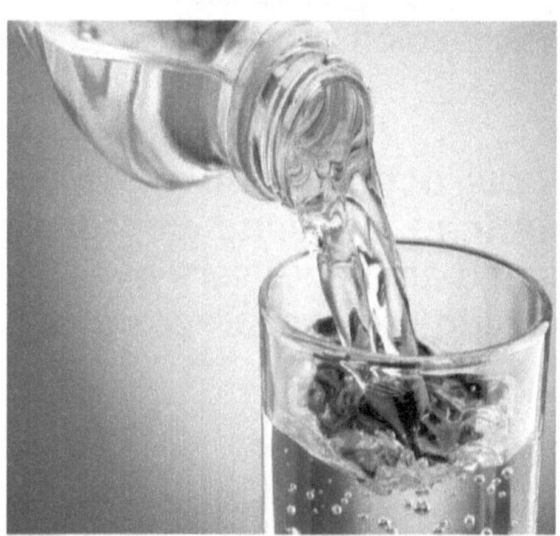

A volte , quando si soffre di colon irritabile e Prostatite anche l'assunzione di semplice acqua soprattutto se fredda puo' dare gonfiore o fastidi allo stomaco. In ogni caso per aiutare il processo di depurazione la tipologia di acqua da assumere sarà la piu' depurativa e con il piu' basso residuo fisso possibile presente in commercio. Anche se purtroppo tutte le acque in bottiglia sono trattate con additivi e conservanti, altrimenti non potrebbero stare per mesi stipate nelle bottiglie in plastica ovviamente derivata dal petrolio, dobbiamo bere e per giunta tanto! A seconda della zona di residenza si cerchi quindi un'acqua che abbia un residuo fisso di massimo 25 mg/l e un Ph di almeno 7.
L'acqua va assunta durante tutta la giornata, a temperatura ambiente e assecondando assolutamente la sete anzi sorseggiandola anche se non si ha lo stimolo di bere.
Ricordarsi che nel colon irritabile vanno assolutamente bandite le bevande fredde!

Consigliata al mattino a digiuno acqua tiepida con qualche goccia di limone biologico aiuterà a drenare e disintossicare colon,organi emuntori,vescica e Prostata.

Alternativa all'**acqua in bottiglia o altra con pari caratteristiche** ma molto piu' consigliata per portafoglio ed ambiente sarà eventualmente acqua trattata con un utile apparecchio amico di portafoglio e natura.

Il depuratore ad osmosi inversa

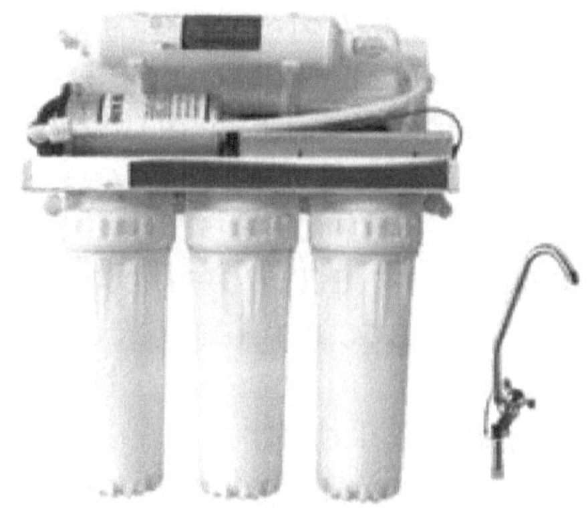

Il <u>depuratore ad osmosi</u> è un' apparecchiatura ad uso domestico per il trattamento delle acque potabili destinate al consumo umano che deve essere CONFORME AL DECRETO LEGGE N.443 DEL MINISTERO DELLA SALUTE DEL 21/12/90. L'osmosi e piu' in particolare la tecnica dell'osmosi inversa utilizzata nei depuratori è un processo fisico naturale e assolutamente benefico applicato all'acqua atto a ridurre sali in eccesso ed eliminare impurità dalla stessa senza usare sostanze chimiche ma semplicemente aumentandone la pressione tramite un'apposita pompa prima di convogliarla alle membrane.

Esso va settato ad un basso contenuto di sali

minerali.
A differenza di quanto si pensi i sali minerali essenziali non ce li dovrà dare l'acqua ma vanno assunti con **frutta e verdura**.

L'apparecchio ha un funzionamento meccanico pittosto semplice : l'acqua all'arrivo viene inviata ai filtri depurativi e membrane osmotiche che rimuovono tutte le sostanze inorganiche come nitrati, metalli pesanti, minerali in eccesso, virus, batteri e radioattività purificandola in profondità fino a sette stadi di depurazione. **I depuratori ad osmosi inversa** moderni hanno un minimo scarto di acqua ,sono piuttosto compatti ed effettuano produzione diretta,senza cioè accumulare acqua negli ingombranti e poco igienici boccioni posti sotto il lavello.Sarà possibile sistemare il discreto rubinetto del dupuratore ad osmosi direttamente sul lavandino tramite un piccolo foro o lasciare lo stesso all'interno del sottolavello prelevandolo all'occorrenza.I depuratori ad osmosi hanno inoltre un' apposita valvola che permette il dosaggio dei sali minerali consentendo all'utilizzatore la scelta della durezza dell'acqua che piu' si avvicina ai propri gusti.

A proposito della Durezza dell'acqua e quindi del suo contenuto in sali minerali.Piu' volte alcune trasmission televisive, secondo noi ben sponsorizzate dai colossi delle acque minerali,si sono occupate di screditare i **Depuratori ad Osmosi Inversa** e in generale tutti i tipi di apparecchi per il trattamente delle acque dichiarando che gli stessi impoveriscono l'acqua in durezza diminuiscono cioè il contenuto di sali minerali nella stessa. Bene, se ci si informa con un qualunque biologo nutrizionista o esperto in alimentazione lo

stesso spiegherà che i sali minerali contenuti
nell'acqua non sono assimilabili dall'organismo perchè
inorganici ,ma gli stessi dovranno essere assunti con
gli alimenti ,soprattutto con frutta e verdura. Per cui
l'uso del depuratore ad osmosi inversa per il
trattamento dell'acqua e della durezza della stessa è
assolutamente consigliato anzi alleggerirà parecchio
reni e vescica. I depuratori sono di facile installazione.
Lo stesso utilizzatore che si intenda un po' di faidate
potrà cimentarsi nel montaggio o in alternativa
affidarsi ad un comune idraulico che, se onesto
chederà non piu' di € 50 a lavoro compiuto. Il costo di
acquisto varia a seconda dei modelli e delle marche
piu' o meno conosciute o pubblicizzate ma verrà
certamente ammortizzato in alcuni mesi.
Tralasciando per un attimo l'aspetto economico e
soffermandoci sull'aspetto ambientale per cui
l'acquisto di acqua in bottiglia influenzerà sicuramente
in negativo l'ambiente allora la discussione si fa piu'
ampia e articolata.L'acquisto
continuo infatti e messa in circolazione dalla dannosa
plastica comporta oltre che un danno ambientale
anche un ulteriore esborso economico per la comunità
e direttamente per la famiglia. A causa dei costi per lo
smaltimento dei rifiuti prodotti giornalmente per il
consumo di questo importante , essenziale ed
irrinunciabile elemento che è l'acqua le spese
sostenute saranno maggiori.
Considerato un ultimo ma non meno importante
aspetto, per cui le acque confezionate <u>sono trattate
con additivi e conservanti</u> altrimenti non potrebbero
stare mesi e mesi in bottiglie composte da plastica
senza alterazioni in aspetto e sapore e che tale
conservazione puo' alla lunga influenzare
negativamente la salute degli individui che la bevono

allora non c'è spesa che tenga.

Le acque confezionate spesso contengono quantità di **arsenico** o altri metalli dannosi o conservanti tali da minare alla lunga la salute dell'individuo che la consuma giornalmente, appunto i medici consigliano di cambiare spesso acqua.

Uno dei composti dannosissimi sulla salute umana contenuto in molte acque imbottigliate è il fluoro. Ti invito a fare una semplice ricerca online sugli ultimi studi relativi a questo additivo usato per acqua, dentifici, colluttori ed anche alcuni alimenti. Ti si aprirà un mondo, credimi!

Inoltre, non volendo fare pubblicità ad alcuna marca riportiamo a seguire la tabella con i valori di arsenico contenuti in molte acque minerali presenti sul mercato italiano pubblicata nel maggio 2010 dalla **rivista 'Le Scienze"**.

Bene, è un po' datata, ma i risultati sono allarmanti. Nelle acque piu' vendute e pubblicizzate è presente questo pericoloso e tossico elemento chimico che è l'**arsenico.**

Non vogliamo creare ulteriori allarmismi ma purtroppo le analisi parlano chiaro:

Denominazione Acqua Minerale/Fonte	Valore (microgrammi per litro)
Acqua Gaudianello	0.619
Acqua Santa Croce	0.124
Acqua Leggera	4.650
Acqua Lilia	1.900
Acqua Sveva	2.740
Acqua Ferrarelle	**6.810**
Acqua Lete	0.759
Acqua Lieta (Conad)	0.238
Acqua Galvanina	0.162
Acqua Monte Cimone (Coop)	**0.098**
Acqua di Nepi	**5.710**
Acqua Claudia	**0.059**
Acqua Egeria	**8.910**
Acqua Fiuggi	1.850
Acqua Boario	**0.056**
Acqua Coop (Sorgente Grigna)	0.390
Acqua Frisia	**5.640**
Acqua Levissima	**6.200**
Acqua Maniva	0.675
Acqua Norda (Sorgente Daggio)	3.730
Acqua Norda (Nuova Acqua Chiara)	0.161
Acqua San Pellegrino	1.380

Vi starete ovviamente preoccupando perchè magari l'acqua piu' consumata dalla vostra famiglia rientra tra quelle piu' cariche in **arsenico** e se farete come abbiamo già fatto noi , cioè contattattare i produttori di una qualunque marca di acqua "incriminata" chiedendo spiegazioni sulla presenza dell'arsenico vi verrà risposto che si trova alla fonte in forma organica, quindi presente normalmente in natura per cui alle dosi contenute nei 2 litri che ogni uomo dovrebbe consumare ogni giorno è ben tollerato e

facilmente eliminabile dal corpo. Ai posteri le
conclusioni.

Il depuratore ad osmosi inversa costa parecchio in
commercio perchè ci saranno purtroppo numerosi
passaggi e gente che ci dovrà guadagnare sopra
la vendita di ogni pezzo. Acquistarne uno anche online
sarà però importante sia per portafoglio, ambiente e
salute. Ogni tanto, concedetevi inoltre una bella
bevuta di acqua di fonte, ma ribadiamo che nella fase
di infiammazione acuta
occorrerà un'acqua dall'alto potere depurativo e con le
caratteristiche sopra descritte.

Torniamo al nostro percorso atto a conseguire il
benessere per andare ad affrontare l'ultimo ,
affascinante e non meno importante argomento che
potrà aiutare colon e Prostata a disinfiammarsi :
l'assunzione di

Cibi e Prebiotici e Immunomodulanti

Questo è un concetto che ovviamente molti medici
non ci spiegano perchè altrimenti dovrebbero
accertarsi che l'interlocutore possegga almeno le basi
di un'affascinante branca della medicina che è
l'immunologia. Essa è una branca delle scienze
biomediche che si occupa del sistema immunitario
studiando tutti gli aspetti delle difese dell'ospite contro
infezioni e le avverse conseguenze delle risposte

immunitarie.
In questa sede ci soffermeremo, usando termini poco specifici, sulla certezza che un organo o una qualunque parte del corpo che si infiamma subisce dei processi che coinvolgono parecchie cellule immunitarie specializzate con una conseguente disarmonia dei naturali processi di cui la natura ci ha dotati.

In altre parole **ad aiutare il nostro colon intossicato e la nostra Prostata infiammata arriveranno cellule immunitarie specifiche che alla lunga possono riconoscere come normale questa fase di infiammazione cronica** per cui l'organo alla fine non funzionerà piu' normalmente e per come la natura lo ha predisposto. Questo riconoscimento come normale inoltre dell'infiammazione cronica potrebbe portare i nostri anticorpi ad attaccare altri organi del corpo e dar luogo ad **altre malattie ben piu' serie.**
Le cosiddette malattie autoimmuni.

In aiuto a questo grosso problema che può essere l'autoimmunità per chi soffre di colon irritabile e Prostatite arriveranno un alimento ed un integratore, perchè solo di alimenti e integratori abbiamo parlato in questo libro , che fungeranno da **immuno-modulanti** per il nostro sistema e daranno una bella regolata ai nostri anticorpi magari un po' confusi dal caos dell'infiammazione.

Il primo integratore utilissimo con un <u>portentoso effetto immunomodulante è il Saccharomices boulardii.</u> Cercane in farmacia o parafarmacia un prodotto che ne contenga almeno 5 mld per capsula. Ne esistono di diverse marche e costano non più di 10 euro.

Il Saccharomices boulardii è il naturale antagonista della candida albicans che è il fungo di cui abbiamo parlato sopra è che è sempre presente in un organo infiammato. Come detto ripetiamo che, se tenuta sotto controllo dal sistema immunitario la candida non da problemi ma in assenza di antagonisti che la combattano ed in caso di sistema immunitario compromesso essa potrà crescere a dismisura creando parecchi problemi <u>SERI DI SALUTE!</u>

Tali integrtori avranno un effetto disinfiammante e disintossicante per il colon con il piu' importante effetto immunomodulante apportato dal Saccharomices boulardii 5 mld UFC.

Dulcis in fundo aggiungiamo al nostro primo piatto a pranzo sotto forma di polvere alimentare il poco famoso <u>qui ma non altrove</u> : **il fungo shiitake**

Il Fungo Shiitake

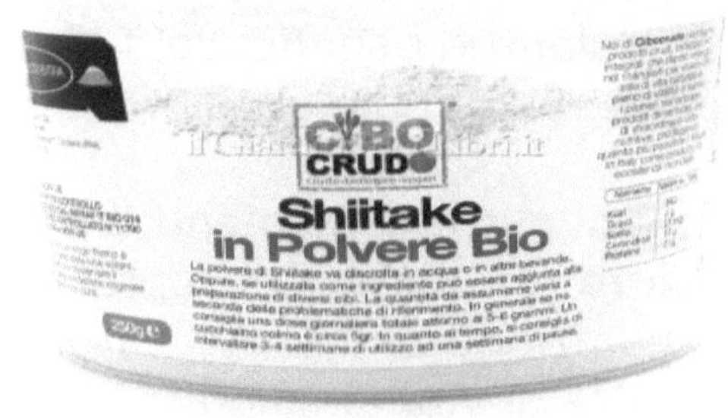

Un fungo dalle proprietà portentose in tutte le patologie che riguardano il colon e non.E' considerato un fungo medicinale qui e soprattutto in Cina, ma tranquilli non occorre prescrizione medica, è un semplice alimento-integratore. Non ha un sapore pesante anzi gradevolissimo esaltando il gusto del piatto su cui si spolvererà nella dose di un cucchiaino raso a pranzo.

Con gli altri funghi medicinali **lo shiitake condividide le proprietà immunostimolanti - immunomodulanti**: i suoi componenti agiscono riequilibrando e rafforzando l'attività del sistema immunitario. In particolare, dallo shiitake è stato isolato il **lentinano**, un betaglucano (carboidrato ad alto peso molecolare, costituito dall'aggregazione di zuccheri semplici), in grado di **sollecitare i macrofagi, i linfociti T e le cellule Natural Killer**, ovvero quei tipi di globuli bianchi deputati a riconoscere e distruggere elementi potenzialmente dannosi per l'organismo. Ha inoltre effetto prebiotico, cioè promuove nell'intestino la formazione di una flora batterica "buona" quindi composta dai batteri benefici che aiutano i normali processi fisiologici del colon. Credeteci, non esiste nulla in natura o composto artificialmente che possa equiparare gli effetti immunomodulanti e benefici dei funghi medicinali. La **micoterapia** è una utile alleata del benessere.

Lo **Shiitake** si nutre di fermenti lattici buoni come **l'acidophilus** contenuto nei sopracitati **Fructalac**, per cui l'assunzione di tali integratori simultaneamente darà una botta di vita al colon.

La fama che questo fungo si sta conquistando anche in Occidente è legata anche alle **ricerche sullo shiitake** che hanno documentato che i principi attivi dello shiitake, migliorando la risposta immune, possono essere un **complemento naturale alle terapie tradizionali contro il cancro**.

In particolare, risale al 2002 uno studio che dimostra come il lentinano agevoli
la regressione del cancro al colon. Sperimentazioni ancora più recenti (2009) collegano la sua somministrazione a un'aumentata sopravvivenza di pazienti affetti da neoplasie gastriche e tumore del pancreas in stadio avanzato. E' inoltre apprezzabile la

concomitante riduzione degli effetti collaterali delle
cure chemioterapiche.
È originario del Giappone, della Cina, della penisola
Coreana e di altre zone dell'Asia orientale ed èmolto
ricercato per i suoi effetti terapeutici e di rinforzo delle
difese immunitarie. Nell'antica corte reale giapponese
è stato utilizzato come un alimento afrodisiaco.
Soprattutto i maschietti che stanno leggendo questo
ebook si aspettino insieme alla partner importanti
cambiamenti in meglio nei rapporti intimi!

L'utilizzo dello shiitake come integratore, alle dosi
raccomandate in micoterapia, è sicuro, ben tollerato e
compatibile con altri trattamenti. Solo il consumo
prolungato e massiccio del fungo, in rari casi, può dar
luogo a **effetti collaterali** quali fenomeni di
fotosensibilizzazione, dermatiti e disturbi
gastrointestinali. Assicuratevi, comunque, che anche
le capsule provengano da colture biologiche
rigorosamente controllate. Noi lo abbiamo consumato
per mesi in polvere spolverandolo su un bel risotto allo
zafferano o su un bel piatto di pasta al pomodoro.
Donerà un po' di gusto oltre all'effetto
immunomodulante.

Le **controindicazioni dello shiitake** riguardano,
come per gli altri funghi medicinali, i soggetti allergici
ai funghi e coloro che hanno subito un trapianto
d'organo.
Come sempre il buon senso aiuterà chi lo assume.Si
farà la prova con un pizzico di polvere sulla pasta per
poi aumentare gradualmente la dose ad un cucchiaino
raso. Ovviamente ci potranno essere importanti
cambiamenti nello stato psicofisico dell'assuntore ma
non per gli effetti collaterali di tale alimento

ma per le crisi di guargione di cui si è parlato sopra. **Lo Shiitake va assunto solo dopo aver preso almeno per 10 giorni la zeolite** di cui abbiamo ampliamente discusso sopra non durante. Ripetiamo che si abbina benissimo ai fermenti lattici contenuti nei fructalac anzi ne completa l'effetto. Potrebbe scontrarsi un po' con i Simbioti can per cui consigliamo l'assunzione dello shiitake dopo aver fatto un ciclo di almeno 20 gg dei primi alle dosi sopra menzionate.

L'assunzione dello **SHIITAKE** può protrarsi anche per piu' di un mese. Ogni medico esperto in micoterapia da noi interpellato ci ha ribadito che l'effetto dei funghi medicinali cessa quando si smette l'assunzione.

Crediamo comunque che una volta che il corpo e soprattutto il colon si è ben disintossicato vi dirà lui stesso se sente il bisogno di questo alimento o no che potrà essere assunto in maniera ciclica.

Il fungo **Shiitake** sarà difficile trovarlo nel mercato fisico. Si potrà acquistare online o richiederlo al proprio farmacista o erborista di fiducia.

In accoppiamento allo Shiitake potrà usarsi un altro fungo integratore con portentose proprietà per Prostata ed organi urinari: il **Polyporus.** Cicli di 10 giorni ogni tre mesi di questo altro affascinante alleato del benessere che la natura ci regala daranno un altro contributo alla Prostata infiammata facendovi prendere via via coscienza dello stato antecedente in cui ci si trovava e della ambita guarigione. Lo si assumerà alla sera prima di andare a letto perchè coadiuvante della naturale disintossicazione messa in atto dal corpo durante la notte. Anche questo potente energizzante sessuale ed amico di tutto il sistema uro-genitale.

Il grande imbroglio sulla prostata

Adesso, caro lettore, presta per favore molta attenzione perchè a seguire verrà affrontato un tema molto delicato che ti farà crollare probabilmente parecchie certezze che col tempo si saranno radicate nella tua mente. L'argomento forse lo conoscerai marginalmente in quanto paziente o aspirante tale di qualche urologo che magari non ti avrà detto tutto su un marcatore molto usato nella medicina allopatica per diagnosticare o tenere sotto controllo (almeno così si crede) una grave malattia: **il cancro della prostata**.

Il *PSA* in medicina o antigene prostatico specifico, è un enzima, appartenente alla classe delle idrolasi (proteine), e viene prodotto dalla ghiandola prostatica. Il corrspondente esame ne misura i livelli nel sangue.

Il PSA come marcatore è stato originariamente approvato dalla FDA negli USA nel 1986 per monitorare l'evoluzione della malattia in soggetti con diagnosi di tumore alla prostata. Dopo una fase molto controversa, nel 1994 il dosaggio del PSA venne approvato dalla FDA sempre negli Stati Uniti, per l'uso routinario nei soggetti superiori ai 50 anni di età, come uno screening specifico per la diagnosi precoce. La decisione fu comunque già allora molto contestata da molti oppositori, che denunciavano la scarsa specificità del marcatore, con addirittura una statistica del 78%-80% di falsi positivi. Il medico che negli anni '70 scoprì talc marcatore si chiama Richard J. Ablin ed oggi a distanza di 40 anni lo stesso Dr. Ablin è diventato diciamo il suo "principale accusatore" e molto scettico nei confronti di tale esame avendo addirittura pubblicato un libro a riguardo:

"The great prostate hoax" tradotto letteralmente: Il grande imbroglio sulla prostata.

Ti sembrerà assurdo e controverso ma secondo lo stesso scopritore del PSA ogni anno migliaia e migliaia di uomini si <u>sottoporrebbero inutilmente</u> a dolorose biopsie per un "presunto" cancro alla prostata e moltissimi subiscono addirittura l'asportazione totale della ghiandola, con le devastanti conseguenze del caso come impotenza, incontinenza, e spesso trauma psicologico. Ma il fatto sconvolgente è che forse <u>la maggior parte di questi uomini non sarebbe mai morta per una forma così tanto comune e a volte poco aggressiva di tumore</u>, che spesso cresce talmente tanto lentamente da non provocare alcun danno nella persona con un PSA alterato.

Questa è la vicenda sconcertante auto-denunciata da Ablin. Di come un uso tanto smodato e spesso improprio di un test per un presunto cancro della prostata spesso poco aggressivo abbia rovinato in molti casi la vita di centinaia di migliaia di uomini. Si rileva inoltre che la posizione di Ablin è talmente critica sull'uso che del PSA è stato fatto negli ultimi 25-30 anni, da lasciare molto perplessi numerosi oncologi ed urologi in tutto il mondo. Il Dr. Ablin rasenta e denuncia così in modo abbastanza plateale un mistura di paura ed interessi economici. Si parla, a seguito dell'approvazione da parte della FDA del test, di milioni di dollari di investimenti nel marketing da parte di aziende farmaceutiche, volte a sensibilizzare l'opinione pubblica nei confronti di campagne di screening, che ha fatto sottintendere la presenza anche di qualche interesse di tipo prettamente economico non solo volto al benessere dei malati.

Al giorno d'oggi l'utilizzo del PSA prescritto da molti urologi, forse poco aggiornati continua ad essere ancora molto in voga. Molti pazienti, che magari avrebbero sviluppato una forma di cancro molto aggressiva continuano a vivere grazie a tale test, ma, d'altro canto ci sono tutti i casi di impotenza, incontinenza urinaria, e tante altre complicazioni che sono purtroppo conseguite in altri soggetti sottoposti ad altre terapie volte a contrastare una malattia dalle caratteristiche molto complesse e che magari non li avrebbe neanche uccisi.

Pertanto il Dr. Ablin è stato, come detto il suo stesso accusatore ed uno dei maggiori portavoce, che hanno evidenziato il fallimentare rapporto costo/beneficio conseguente all'adozione dello screening tramite il PSA per il tumore della prostata, fino a definirlo come lui stesso ha dichiarato apertamente *un vero e proprio disastro della sanità pubblica, costato molti miliardi di dollari all'anno*.

Su tale delicato argomento non ci sentiamo di dire altro, abbiamo solo riportato quanto le ultime scoperte e dichiarazioni in ambito medico hanno evidenziato a riguardo. A te, caro lettore le conclusioni. Adesso, guidato da una maggiore consapevolezza e sempre dotato di buon senso, <u>insieme al tuo medico o urologo</u> avrai più chiaro, quando e se ti servirà, un altro importante passaggio che ti aiuterà nella lotta ai disturbi che possono o potranno affliggere la tua prostata sperando però sempre che i consigli elencati in questo libro ti permettano di stare alla larga dalla malattia più seria che abbiamo citato sopra, e lo diciamo col cuore.

Conclusioni

"Non puoi insegnare qualcosa ad un uomo. Lo puoi solo aiutare a scoprirla dentro di sé."

(Galileo Galilei)

Siamo adesso arrivati alla fine del viaggio!
Come avrai visto, il percorso esposto in questo libro è brevissimo dal punto di vista dell'assunzione di integratori o "alimenti amici". Tali cicli non dureranno piu' di 3-4 mesi infatti. Invece l'educazione alimentare, l'igienismo e gli stili di vita che porteranno alla dolce disintossicazione e successiva guarigione di cui si è parlato ci dovrebbe accompagnare per tutta la vita.

Ciò non significherà privarsi ogni tanto, ma solo dopo essersi un po' disintossicati, di una abbondante e goliardica cena con amici dove magari si esagererà con cibi fritti o bevande alcoliche ma arrivare a limitare queste sregolatezze a mere occasioni che proprio piacciono o che non si potrà rifiutare. Ricordiamo che la birra in caso di prostatite acuta scombussolerà per parecchi giorni la ghiandola per cui tra gli alcolici preferire sempre, se piacesse un buon bicchiere di vino rosso di qualità alla birra.

L'indomani però sarà un altro giorno leggero e disintossicante!

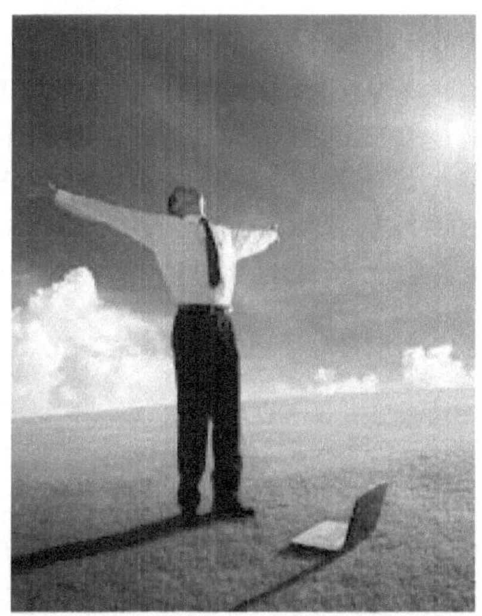

Speriamo, anzi siamo sicuri di esserti stato d'aiuto, apertoti gli occhi sui numerosi retroscena della Prostata e Prostatite ed aver contribuito ad un inizio di un percorso illuminante per evitare il disturbo o alleviare o far sparire del tutto i fastidi che magari ti hanno accompagnato per anni e per cui i medici ti hanno allargato le braccia. Certamente avremo elevato il tuo livello di consapevolezza.

E se ancora questi disturbi non sono spariti continua a disintossicarti e ad alcalinizzare il tuo corpo. Ci vorrà del tempo ma sarà possibile guarire.
Questo è sicuro!
Ti ricordiamo di non tralasciare mai il parere del medico, ma di affiancare eventualmente alle terapie mediche quelle naturali descritte nel libro, se le prime avessero dato segni utili alla guargione. In caso contrario cambia strategia. Perseverare con una terapia chimica senza avere esiti è da pazzi.

Sicuramente questo libro ti avrà dato uno spunto per cambiare vita! Smettere di fumare, evitare certi veleni, disintossicarsi, alcalinizzarsi, preferire alcuni cibi, cambiare lavoro, fare autoanalisi. Saranno tutti elementi e passi da seguire per far rinascere un altro te!

Infine voglio dirti: Consiglia e/o indirizza semplicemente l'uomo che credi soffra di Prostatite o inspiegabili malesseri o la donna disperata per i problemi del suo uomo alla via della consapevolezza e alla guarigione consigliando la lettura libro. Non cederlo gratuitamente, tu l'hai acquistato perchè convinto per il cambiamento, spinto dalla voglia di saperne di più, di migliorarti.

Colui cui lo avrai consigliato, una volta letto l'incipit, deciderà di leggerlo per intero solo se sarà pronto. Qualora passasse oltre e non farà neanche il passo di acquistarlo significa che non sarà ancora arrivato il suo momento. Il momento di guarire e abbandonare il suo stato ma continuerà a sopravvivere in un precario equilibrio di **falso star bene**.

Tu sei stato un grande, ed è stato davvero bello averti avuto tra i nostri lettori.

<u>BUONA VITA E AUGURI DI CUORE</u>!!

Cordialmente

<u>Eric Guastaldi</u>

"Il corpo grida quello che la bocca tace. La malattia è un conflitto tra la personalità e l'anima. Molte volte… Il raffreddore "cola" quando il corpo non piange… Il dolore di gola "tampona" quando non è possibile comunicare le afflizioni. Lo stomaco "arde" quando le rabbie non riescono ad uscire. Il diabete "invade" quando la solitudine duole. Il corpo "ingrassa" quando l'insoddisfazione stringe. Il mal di testa "deprime" quando i dubbi aumentano. Il cuore "allenta" quando il senso della vita sembra finire. Il petto "stringe" quando l'orgoglio schiavizza. La pressione "sale" quando la paura imprigiona. La nevrosi "paralizza" quando il bambino interno tiranneggia. La febbre "scalda" quando le difese sfruttano le frontiere dell'immunità. Le ginocchia "dolgono" quando il tuo orgoglio non si piega. Il cancro "ammazza" quando ti stanchi di vivere. La malattia non è cattiva, ti avvisa che stai sbagliando cammino…………."

Alejandro Jodorowsky

E se vorrai allentare il cordone delle preoccupazioni economiche che aumentano il tuo stress e i tuoi malesseri e renderti NON-SCHIAVO del "sistema" non perderti online:

<u>Vivere di Rendita oggi: Ottenere la stabilità economica guadagnando la libertà</u>

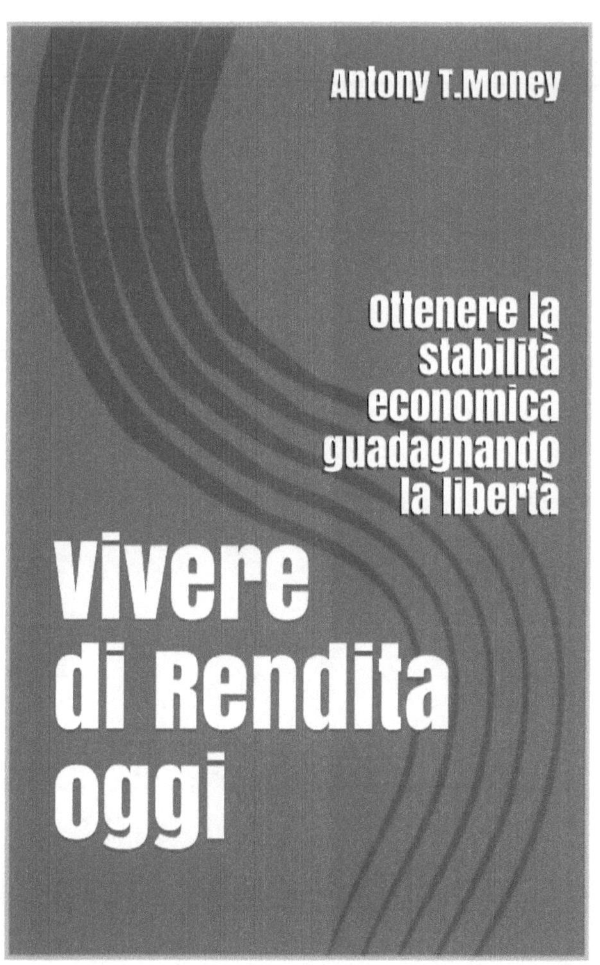

Una lucida riflessione e introspezione per cambiare
vita e perseguire i tuoi sogni. Vedremo come poter
allentare il "cordone" della routine e poter guadagnare
ugualmente e tanto ottenendo maggiore libertà dal
proprio lavoro o smettere di cercarlo. Guadagnare
investendo nei giusti modi, guadagnare scrivendo, con
un sito internet, guidando, con un'attività redditizia e
che più piace, risparmiare, ottimizzare.
Un affascinante e rilassante viaggio alla ricerca della

felicità e della stabilità economica seguendo altre strategie.
" La grotta in cui temi di entrare contiene il tesoro che tu stai cercando!"

STAGIONALITA' FRUTTA E VERDURA

TABELLA
Gennaio Arance, Kiwi, Mandaranci, Mandarini, Mele, Pere
Bietole, Broccoli, Carciofi, Cardi, Carote, Cavolfiori, Cavoli, Cicorie, Cime
di Rapa, Finocchi, Patate, Porri, Radicchio, Sedani, Spinaci
Febbraio Arance, Kiwi, Mandaranci, Mandarini, Mele, Pere
Bietole, Broccoli, Carciofi, Cardi, Carote, Cavolfiori, Cavoli, Cicorie, Cime
di Rapa, Finocchi, Patate, Porri, Radicchio, Sedani, Spinaci
Marzo Arance, Kiwi, Mandarini, Mele, Pere
Asparagi, Bietole, Broccoli, Carciofi, Carote, Cavolfiori, Cavoli, Cicorie,
Cipolline, Finocchi, Insalate, Patate, Porri, radicchio, Sedani, Spinaci
Aprile Arance, Fragole, Kiwi, Mele, Pere
Asparagi, Bietole, Carciofi, Carote, Cavolfiori, Cavoli, Cicorie, Cipolline,
Finocchi, Insalate, Patate, Porri, Radicchio, Ravanelli, Rucola, Sedani,

Spinaci, Zucchine
Maggio Arance, Ciliegie, Fragole, Mele
Asparagi, Bietole, Carote, Cavoli, Cicorie, Cipolline, Fagiolini, Fave,
Finocchi, Insalate, Patate, Piselli, Pomodori, Radicchio, Ravanelli,
Rucola, Sedani, Spinaci, Zucchine
Giugno Albicocche, Ciliegie, Fragole, Pesche, Susine
Asparagi, Bietole, Carciofi, Carote, Cavoli, Cetrioli, Cicorie, Fagiolini,
Fave, Insalate, Melanzane, Patate, Peperoni, Piselli, Pomodori,
Radicchio, Ravanelli, Rucola, Sedani, Zucchine
Luglio
Albicocche, Angurie, Ciliegie, Fichi, Fragole, Lamponi, Meloni, Pere,
Pesche, Susine
Bietole, Carote, Cavoli, Cetrioli, Cicorie, Fagiolini, Fave, Insalate,
Melanzane, Patate, Peperoni, Pomodori, Radicchio, Ravanelli, Rucola,
Sedani, Zucchine
Agosto
Angurie, Fichi, Fragole, Lamponi, Mele, Meloni, Pere, Pesche, Susine,
Uva
Bietole, Carote, Cavoli, Cetrioli, Cicorie, Fagiolini,

Insalate, Melanzane,
Patate, Peperoni, Pomodori, Radicchio, Ravanelli, Rucola, Sedani,
Zucchine
Settembre Fichi, Mele, Meloni, Pere, Pesche, Susine, Uva
Bietole, Carote, Cavoli, Cetrioli, Cicorie, Fagiolini, Insalate, Melanzane,
Patate, Peperoni, Pomodori, Porri, Radicchio, Ravanelli, Sedani, Spinaci,
Zucchine
Ottobre Cachi, Castagne, Mele, Pere, Uva
Bietole, Broccoli, Carciofi, Carote, Cavolfiori, Cavoli, Cicorie, Finocchi,
Insalate, Patate, Porri, Radicchio, Ravanelli, Sedani, Spinaci, Zucchine
Novembre Arance, Cachi, Kiwi, Mandaranci, Mandarini, Mele, Pere
Bietole, Broccoli, Carciofi, Cardi, Carote, Cavolfiori, Cavoli, Cicorie,
Finocchi, Insalate, Patate, Porri, Radicchio, Sedani, Spinaci, Zucchine
Dicembre Arance, Kiwi, Mandaranci, Mandarini, Mele, Pere
Bietole, Broccoli, Carciofi, Cardi, Carote, Cavolfiori, Cavoli, Cicorie, Cime
di Rapa, Finocchi, Insalate, Patate, Porri, Radicchio, Sedani, Spinaci

Indice generale

PROSTATITE, GUARIGIONE O PAZZIA?

Tutti i diritti sono riservati

Disclaimer

Questo scritto non vuole fare diagnosi né sostituirsi al parere del medico o farmacista, che vanno sempre interpellati prima dell'assunzione di anche un blando integratore di libera vendita. Quanto ivi riportato ha una mera funzione divulgativa e non intende rappresentare una guida per automedicazione. Non siamo medici e non ci assumiamo responsabilità in merito ad un uso improprio dei consigli sopra descritti che, anche se naturali vanno assolutamente adattati secondo la tollerabilità del singolo. I suggerimenti e i consigli riportati nel libro mirano esclusivamente a favorire migliori abitudini alimentari e comportamentali perseguendo uno stile di vita salutare. Molte patologie e alcuni stati fisiologici richiedono però l'intervento diretto di un professionista, e la collaborazione del medico curante. E' inoltre sempre opportuno il parere del medico prima di intraprendere cambiamenti sostanziali nelle abitudini quotidiane.